JN074069

いつか来る死

糸井重里
小堀鷗一郎

はじめに

糸井重里

「小堀先生と死にまつわる対談の本を出しませんか」と言われたとき、なんの抵抗もなく「やってみようかな」と思いました。そう思えたのは、70歳を超えた今だから。もう少し若い頃だったら、死ぬことについて話そうとは思えなかったでしょう。

ここ数年は、お守り札を持ち歩くように、「死」についての考えを頭の片隅に持ち歩いています。それは、ちっとも嫌なことじゃないんです。自分の体の衰えを感じたとき、身近な誰かが亡くなったとき。そういうときは、どっぷりと死のことを考えます。

一方、「自分のお通夜はパーッと楽しくしたいな」と空想する日もあれば、赤ん坊と接して限りなく死が遠くに思えるときもある。いつでも真正面から向き合っているわけではありません。揺れ動いていて、考えが変わることもある。それでいいんだと思います。

死に瀕（ひん）している人、日常的に死に接している人だけが、死について語る権利があるわけではありません。ぼくみたいに「考えてないわけではない」くらいの状態が続いている人だって、死についておしゃべりしたい。だって、最後の最後には、等しくみんなに関係のあることなんですから。


死について考えることとは、「生きる」について考えることです。死を意識すると、生きることがより解放される。年々、その効果を感じるようになりました。人生って、みつ豆のさくらんぼを最後のお楽しみに取っておいたら誰かに食べられちゃった、みたいなことだらけです。後で、後で、と考えていると、せっかくいただいた命を、存分に使えないままにしてしまう。

「やりたいこと」って、意外とできていないものですよ。そして、何がやりたいのかがわからないこともしばしばある。死を意識すれば、やりたいことが見えてきます。そして、ただやりたい放題やるんじゃなくて、ぼくが思いっきり動くことが、みんなも喜ぶことになるよう、一致させる意欲が湧いてくる。ぼくは今でもやりたいようにやっているつもりですが、まだできていないところがあるんですよね。

「上からの命令」や「社会の仕組み」といった、やりたいことを邪魔する要因から解き放たれるためには、「死」というカードを持っておくと強い。それがないと、「いつかやればいいや」でずるずる年月が経ってしまう。日頃から死について考えておくことが必要なんです。

もちろん年をとったら、具体的にどういう死に方をしたいか、決めておいたほうがいいという現実的な話もある。そのあたりは、小堀先生の看取り事例や訪問診療の活動に大きなヒントがあると思います。

ぼくと似たような年代で、死を遠ざけて生きてきた人は多いでしょう。70歳を超えて、真剣に考えろと言われても、どうしたらいいのかわからない。途方に暮れている人にとって、この本が溺れている状態でつかむ最初の「藁」になったらいいですね。いや、藁じゃ頼りないかな。大きめの木片くらいにはなると思います。

この本を読むことで、死の話題はむやみに避けなくてもいいと思ってくれたらなによりです。さらに、身近な人と死について話すきっかけにしてくれたら、もう、ものすごくうれしいです。

目次

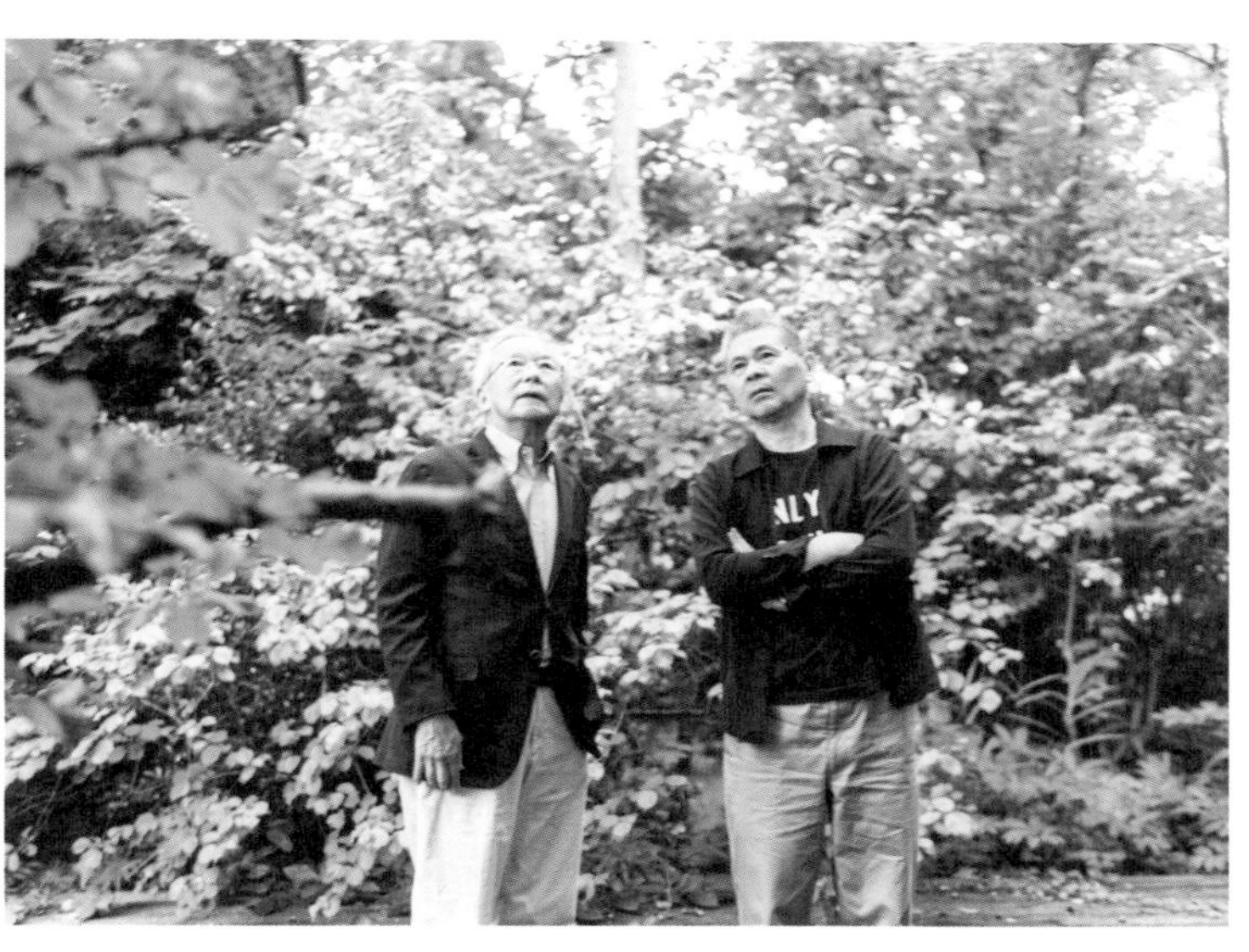

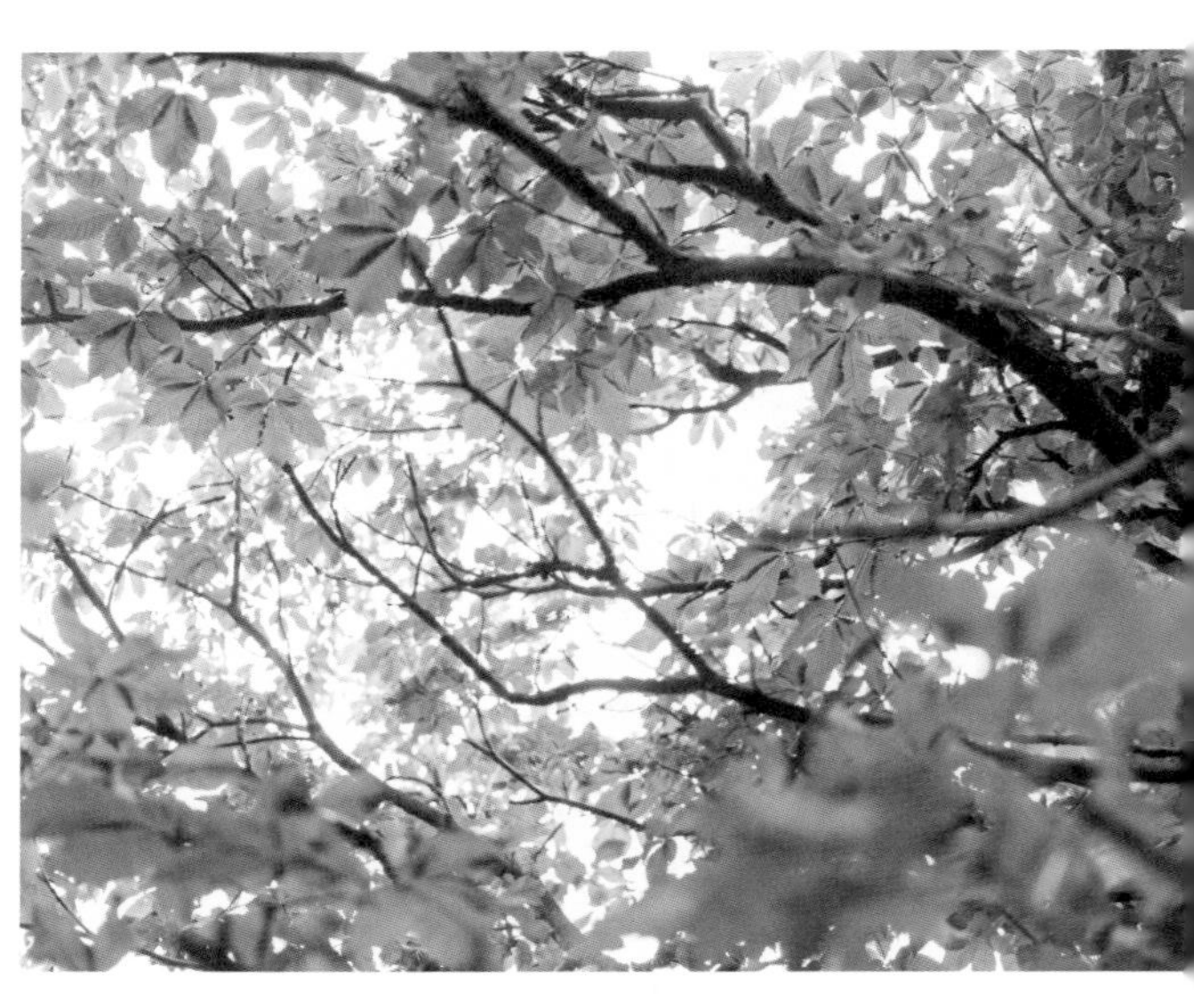

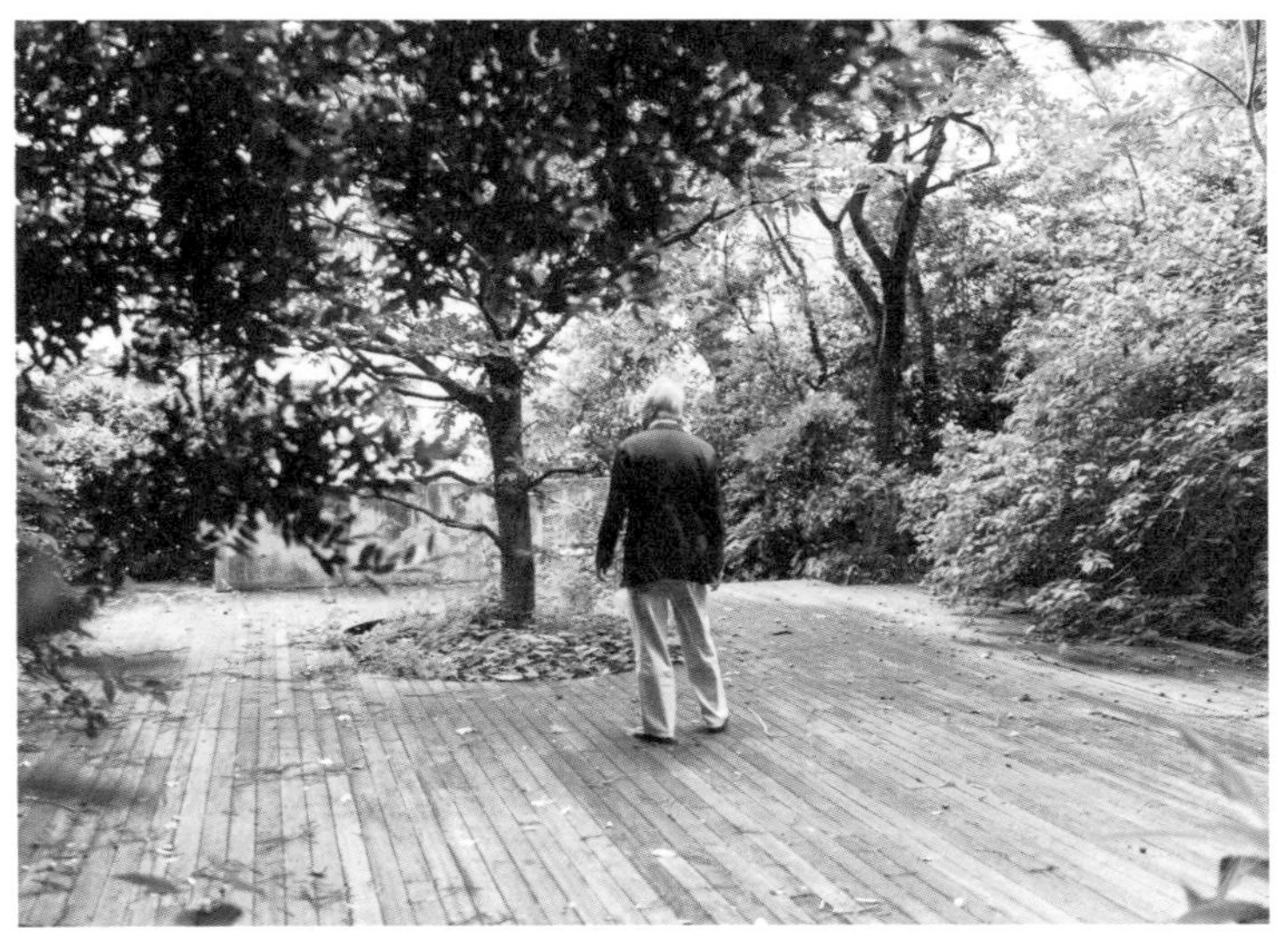

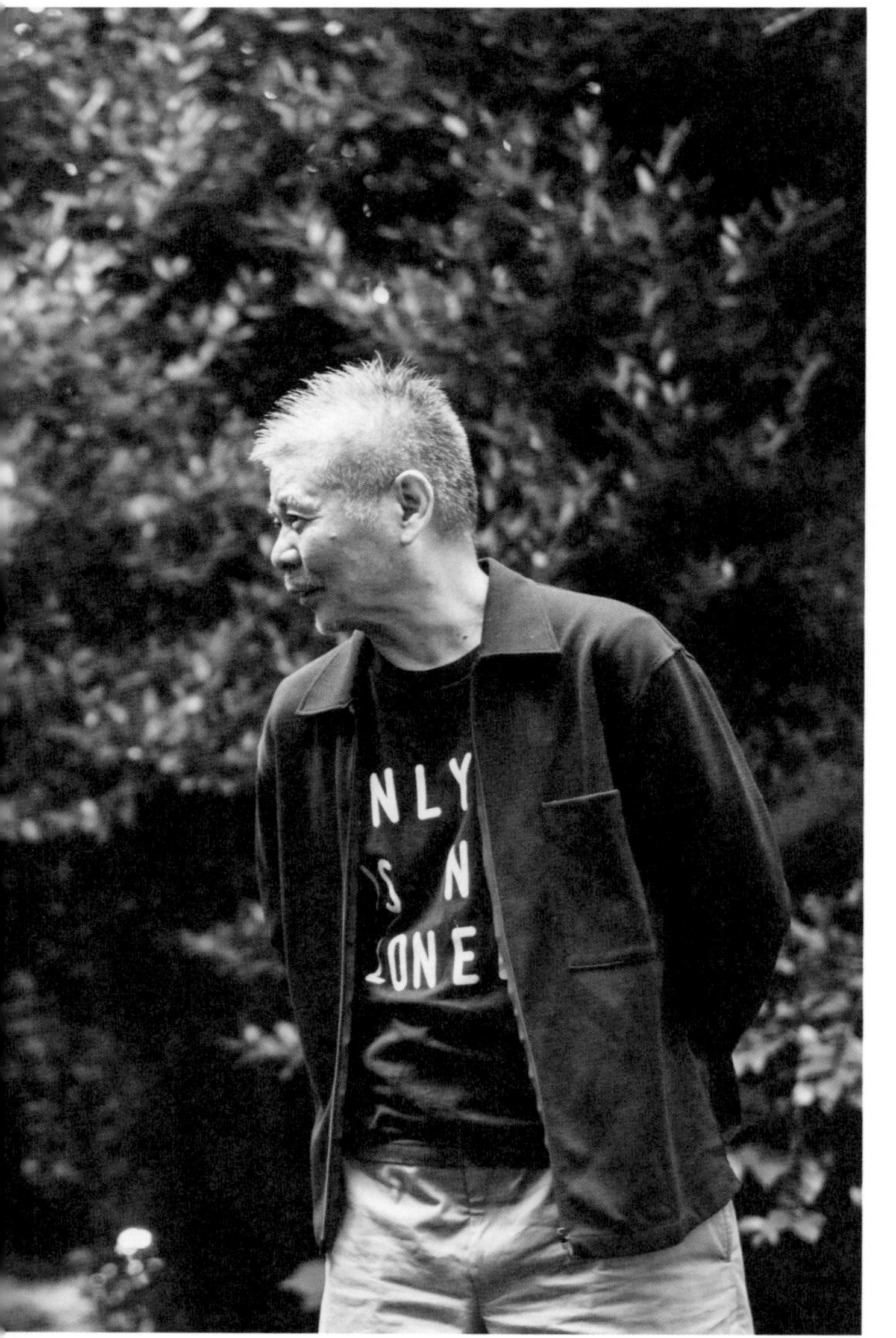

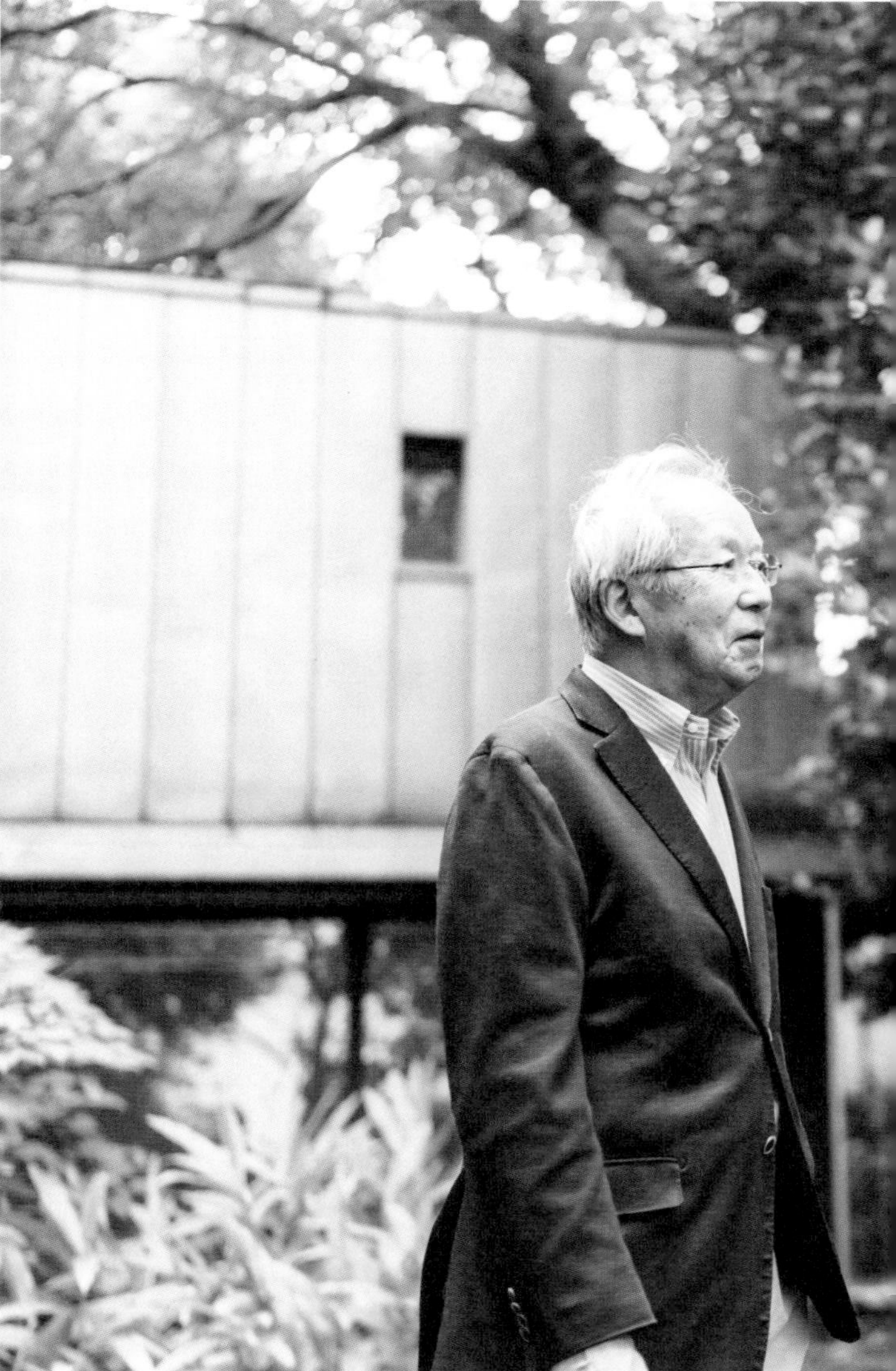

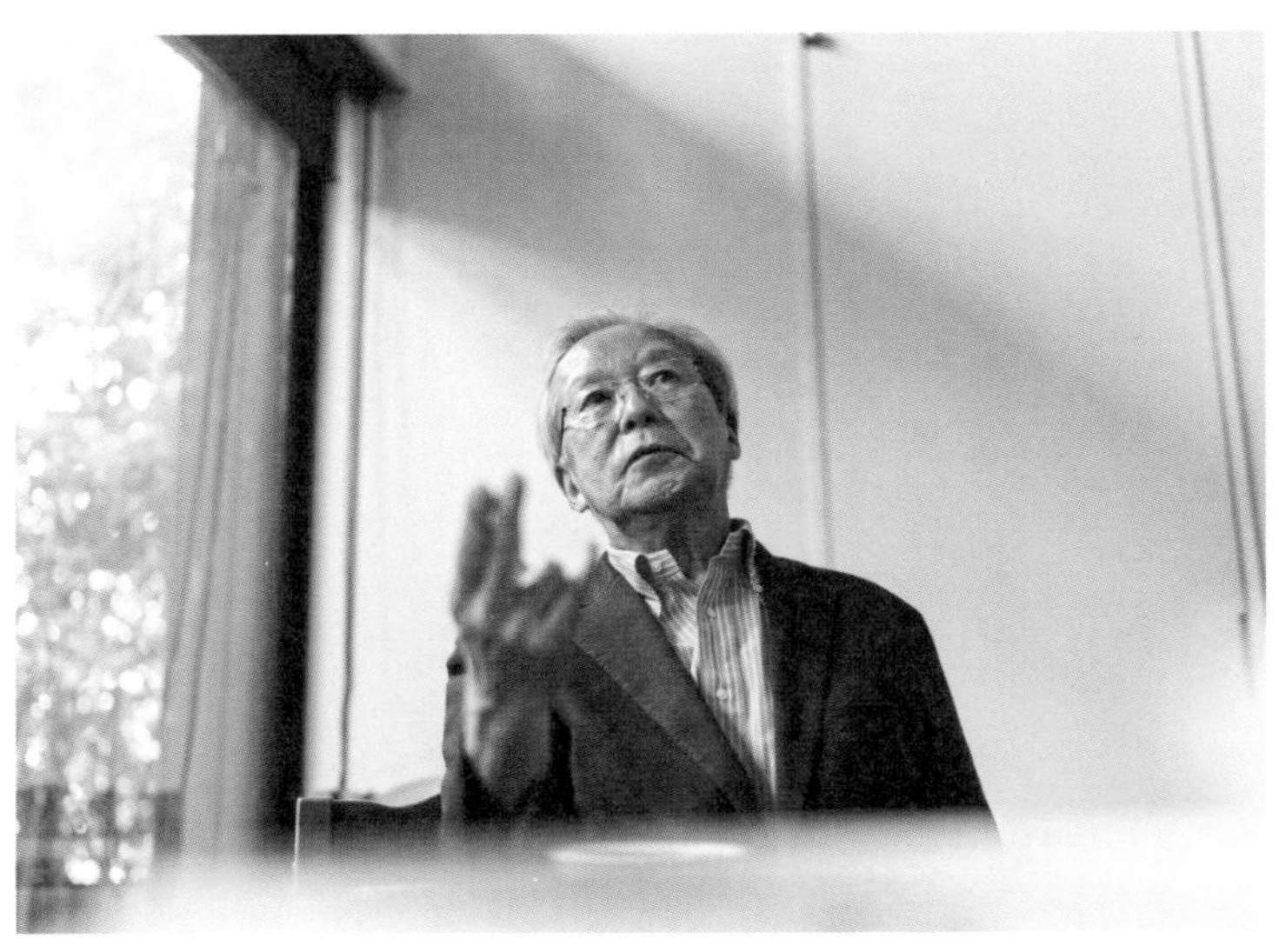

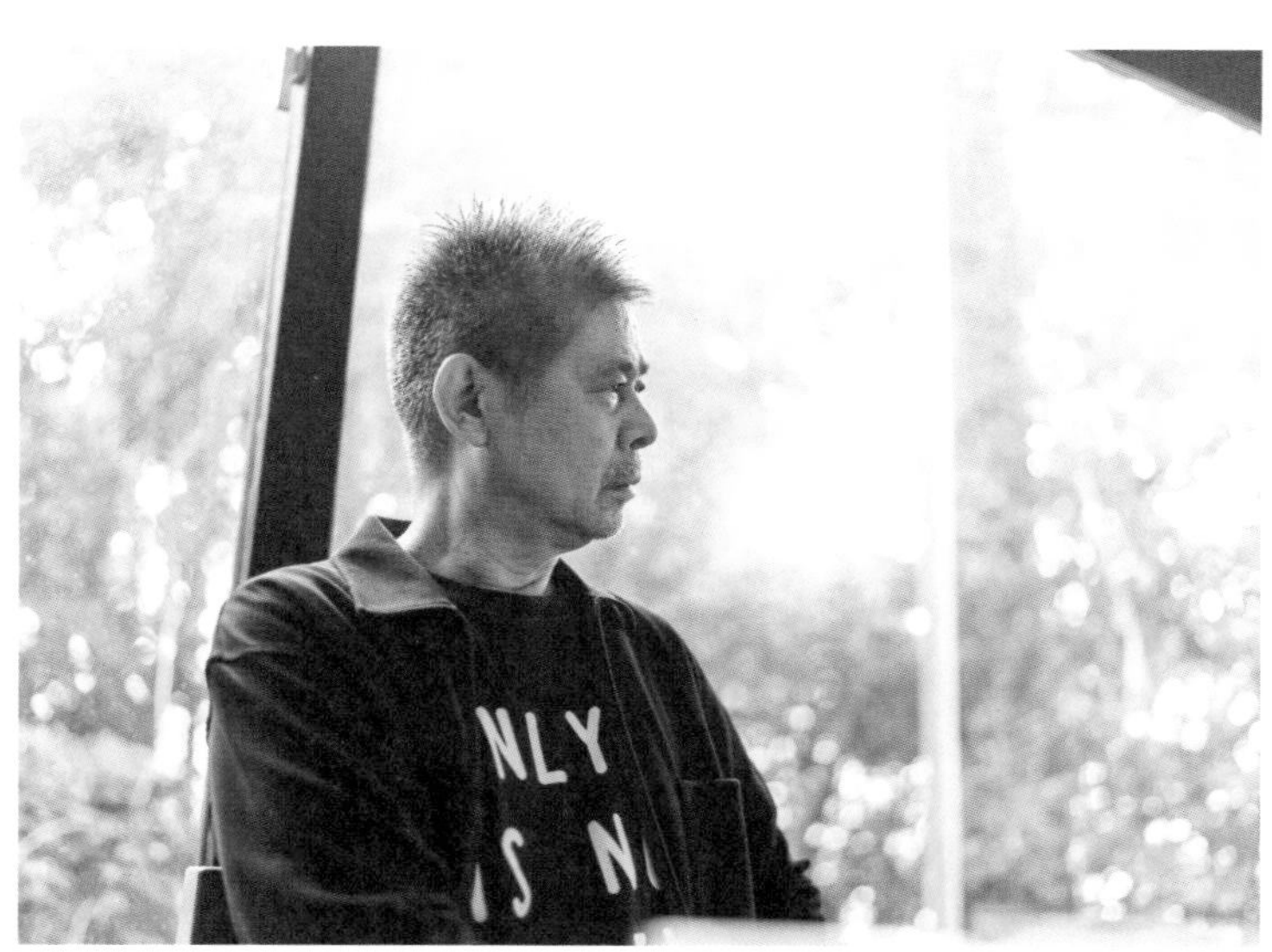
NLY
S N

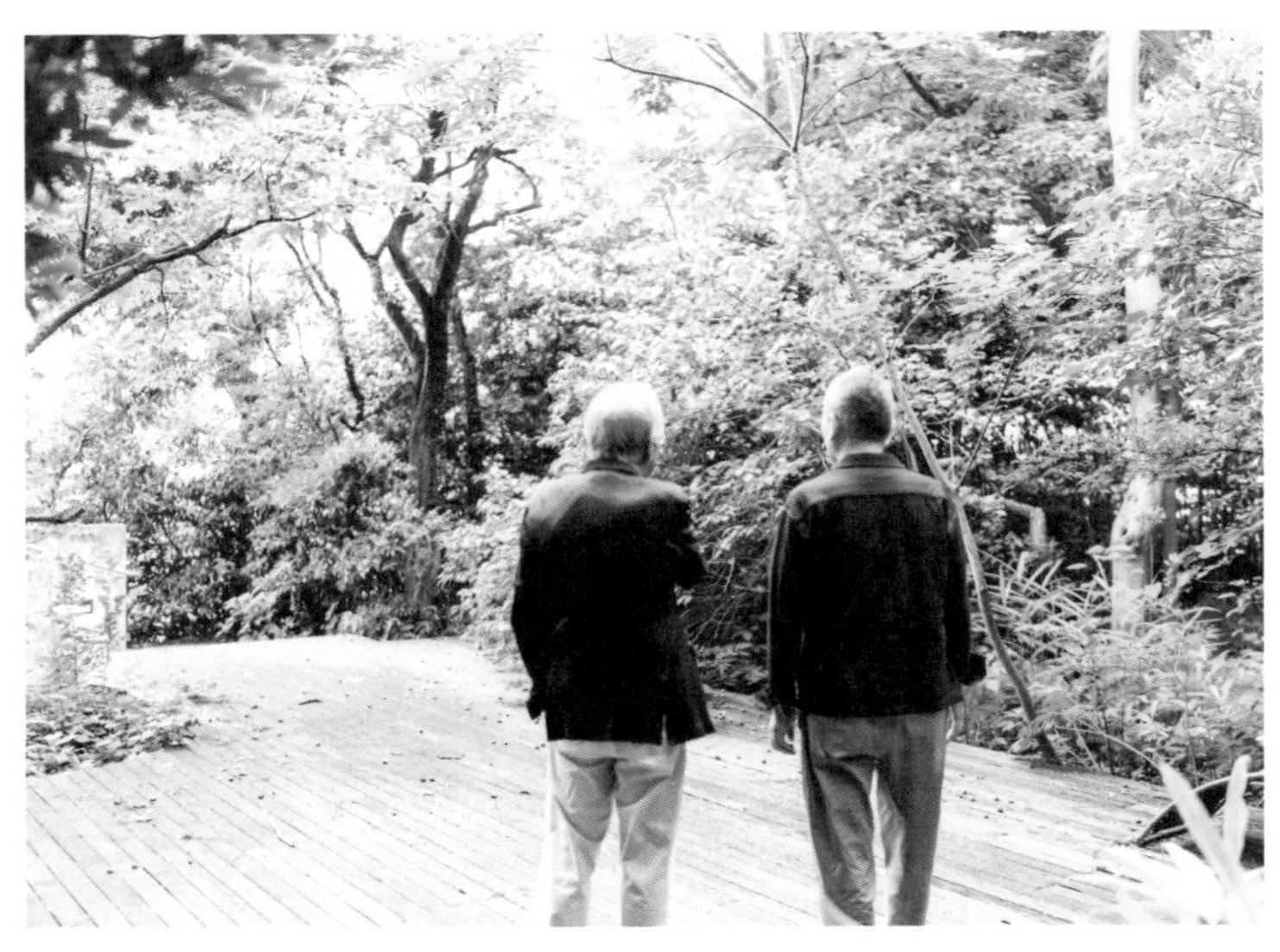

糸井と小堀が語る①

生きてきたように

自分の死について考えてこなかった

糸井 今日お会いするにあたって、先生のご著書『死を生きた人びと』を拝読し、また、先生の在宅看取りの活動を追ったドキュメンタリー「人生をしまう時間（とき）」を観ました。そこで思ったのが、「ぼくはこれまで、自分の死に方についてたいして考えてこなかった」ということでした。そもそも死にまつわる知識がそんなにないし、考えた分量がものすごく少ないんですよね。

例えばこれが恋愛だったら、若い頃はよく悩んだし、友だちの相談にものってきたし、ドラマや映画なんかでもたくさん描かれていますよね。だから、自分ごととしてよく考えてきた経験がある。

ところが、死となると、「生と死」みたいに概念的に思うことはあっても、自分のこととしてしっかり向き合ったことがない、と気づいたんです。

小堀先生は、医師の立場からこうした死にまつわる著作などを書かれていますが、ご自分の問題として考えてこられましたか。意外と、自分ごととして考える機会はそうないんじゃないか、と思ったんですけど、どうでしょう。

小堀 はい、それはそうだと思いますね。

糸井　ああ、やっぱりそうなんですね。
　ご著書の中で印象に残ったのが「死は『普遍的』という言葉が介入する余地のない世界である」という一文でした。これは、ずしんと来ました。小堀先生は「本当は死についてなんて、誰にも書くことができないよ」って言ってるのかなと思ったんです。この一文は『死を生きた人びと』の最後の方で出てくるんですよね。この本を書かれた時点で355名の臨終に関わり、これだけ死と時に戦い、時に寄り添ってきた先生が、最後の方でこう書いているのがもう……。
　だから、今、ぼくは何の話をしたらいいのかよくわからないんです。

小堀　そうなんですか（笑）。

糸井　絶望的な気持ちで、この対談の席についています（笑）。

入院か、在宅看取りか

小堀　ぼくが在宅医療に関わるようになったのは2005年のことです。最初は訪問診療も在宅看取りも未知の世界だったので、患者が急変したときに病院に運ぶか、そのまま自宅で死を迎えるかは、１００パーセント本人と家族の意向に従っていたんですよ。

糸井 はい。

小堀 でもそれから3年して、ある患者の死をきっかけに、自分の考えを本人と家族に説明するようになったんです。

それは、１０１歳の女性の患者で、いったんは在宅看取りの方針で進めていました。目を覚まさなくなってから３日後、長男が「母がかわいそうで耐えられない」と入院を要請しました。死に向かう母親を間近で見ていられなくなったんでしょうね。

私は彼女を入院させたのですが、その後、その患者は肺炎を併発し、気管を切開して人工呼吸器を装着することになります。

子どもたちは最初の頃はお見舞いに来ていたのですが、だんだん来なくなって。

その女性は10ヶ月あまり、寝たきりのまま、暗い集中治療室の中で生き続けました。

糸井 ということは、最期も……。

小堀 はい。ひっそり亡くなって、看護師がナースステーションにあるモニターの心電図が平坦になっていることに気づいた時間が、死亡時刻となりました。

糸井 それはさびしいですね。もちろんご本人の心中は誰にもわからないですけど……。

小堀 私は今でも考えるんです。そのまま在宅看取りの方針をつらぬいたら、どうだったかな、と。

もしかすると、在宅を続ければ、そのまま家族に見守られた老衰死になったかもしれない。

入院によって、命は永らえたけれど、実際は、病院における孤独死といっていい状態だった。それが、果たして、本人と家族の希望だったのか。

10ヶ月にわたり、週1回の病棟回診でこの患者の顔を見るたびに、あのとき長男の「かわいそう」に押し切られず、自分の見解をもう少しきちんと述べればよかったと思い続けました。

患者本人や家族の意向は、思い込みや誤解を含んでいることもあります。だからこそ、彼らの意向に全面的に従うことが、必ずしも患者本人の最期の希望を代弁することにならないんです。

糸井 ぼくも、家族が死を迎えそうなときや、自分が死に近づいたとき、正しい判断ができるかどうかわかりません。こわくて入院を選んでしまって、「やっぱり違った」

と思うかもしれないです。

食べたり飲んだりしないから死ぬのではない

小堀　それから、ぼくは毎回、入院か在宅看取りかの判断が必要になったときは自分の見解を伝えるようになりました。

見解の一つ目は、患者が食べ物や水分を口にしないのは、老衰でものを飲み込む力がなくなったから。食べたり飲んだりしないから死ぬのではなく、死ぬべきときが来て食べたり飲んだりする必要がなくなった、と理解するべきだということ。

糸井　家族としては食べないと心配だから、点滴したり、胃から直接入れたりしたほうがいいのかと思ってしまいますが、そうとは言い切れないんですね。

小堀　はい。二つ目に伝えるのは、まさにそういうことです。このような状態で入院させて胃ろう（胃に穴を開け、チューブを通して胃に直接栄養を投与する方法、またはそこにつくられた穴のこと）を造設したり、点滴によって水分や栄養を補給したりすると、それは患者の負担になって、患者自身もつらい思いをする。具体的には、むくみなどの兆候が明らかになるんです。

糸井 なるほど。むしろつらい思いをさせることもあるんですね。それがわかってたら、「絶対入院させてください」とは言わないかもなぁ。

小堀 三つ目は、家族の方々にとって、患者が飲まず食わずで衰弱していくのがつらいなら、患者の体に負担の少ない皮下注射で最低限の水分を供給する方法もありますよ、と伝えます。

糸井 そういう方法があるんですか。初めて知りました。先ほどの長男さんも、それを聞いていたら、もしかするともう少し在宅を続けてみようと考えたかもしれませんね。お母さんをそのまま見守れたかもしれない。

　そういうこと、知らないからなぁ。

小堀 そして在宅看取りに心が傾いた家族には、「看取るのは私ではなく家族だ」と言うんです。患者が息を引き取るときに、ぼくが患者の一番近くにいて、「お亡くなりになりました」と頭を下げることには、あまり意味がないと思っていて。

糸井 病院で亡くなるときには、医師がそばにいるものですね。でも、在宅看取りはそうではない。

小堀 医師より、家族が患者の手を握っている最期のほうが自然ではないかとぼくは思う。

死は別世界の出来事

小堀　最初に糸井さんが「具体的に死ぬことを考えたことがない」とおっしゃっていたけれど、そういうことは往々にあって、例えばぼくが診ていた83歳の末期がん患者の女性ですが、入院検査したところ、病状の進行が早く、急変する恐れがあった。つまり、数日後に亡くなってしまうかもしれない、という状態でした。それを知った子どもたちは、すぐに退院させて自宅で父（患者にとっては夫）と過ごしてもらう方針でいこう、と決めたんです。

ところが、患者本人にそれを伝えると「こんなに体がだるいままでは、主人の食事が作れない。それでは帰っても意味がないので、もっと元気になってから退院します」と言う。そしてそのまま、家に帰ることなく8日後に亡くなりました。

糸井　その言葉が本心であれば、自分が亡くなるとはつゆほども思っていなかったんですね。

小堀　その方は、以前宮城県石巻に住んでいて、東日本大震災で多くの知人を亡くしていました。それでもやっぱり、自分の死については考えていなかったし、自分が死の間際であることにも気づいていなかった。

胆管がんで、胸水や腹水がたまり、下肢のむくみがひどい状態で入院してきた83歳の男性も、入院の際に「退院後のスケジュールを調整したいから、スマホを持ってきてくれ」と妻に頼んでいました。医師から「これ以上の治療は困難だ」と言われていったん退院したのに、「栄養をつけて元気になりたい」と違う病院への入院を主張したんです。そして入院から4日後に亡くなりました。

糸井　「これ以上治療は困難」と言われると、もう死が近いのではと思いそうですが……。

小堀　死は自分とは無縁の、別世界の出来事に感じられるのでしょう。もしかしたら、無意識のうちに死のイメージを避けていたのかもしれません。

糸井　それはありますよね。考えたことがないのは、考えるのを避けているからだとも言えます。

死に向かう4年半を想像できない

糸井　ご著書には「（勤務先の堀ノ内病院で）私達の経験した六七一名の訪問診療患者の診療期間は平均四年六か月」とありました。ぼくは本を読んでいるあいだ、ずっと自分はその4年半をどうとらえるんだろうと考えていました。

例えば、なんだか体の調子がおかしくて、病院に行き、入院するほどでもない、あるいはもう手の施しようがないと判断されて、自宅に帰る。それで、週に1回とか、月に1回とか小堀先生に往診してもらう。そうして4年半をかけてどんどん自分の見える世界、動ける世界、相手にしてくれる世界が小さくなっていったとき、ぼくはどういう気持ちでいるんだろう。まったく想像がつきません。

小堀 それはぼくも想像つかないですよ。今のぼくにとって、4年半という時間は一瞬のうちに終わっていく感じがします。年をとるとだんだん1年を短く感じるようになる、と何かで読みました。それは実感しますね。ただ、ずっと家にいて死に向かう4年半がどうなのかは、まだぼくにもわからないです。

糸井 誰かが在宅で死にたい、と考えたら、それはその人だけの話にとどまりません。その人の家族、子どもなども登場します。で、近くに住む子どもが仕事を続けていたりすると、他人が「あの人は親の面倒もみないで」と無責任に言ったりする。これってけっきょく、悪口を言う側の人も死について考える訓練をしてないわけですよね。

小堀 それはそうですね。

糸井　言われたほうも心を痛めるばかりで、どうしようもない。その人が仕事をやめてしまったら、家計が成り立たないかもしれないから、世話をするためにやめるのが最善というわけでもない。

それぞれがベストを探りながら妥協点を見つけていくことが必要なのかなと思います。それは政治的な行いだとも言えるでしょうね。

小堀　そうなんですよね。亡くなる本人、面倒をみる息子さん、あるいは娘さん。その配偶者。それぞれの事情はすべて異なります。そのうえで、妥協点を探さないといけません。

糸井　そしてそこには、医師を含めたプロフェッショナルも登場してくる。在宅でも、昔みたいに家族が全部世話をするわけではなく、介護などのプロフェッショナル化が進んでもいるわけですよね。

介護の社会化

小堀　介護の社会化は、だいぶ前からスローガンみたいになっていますね。核家族化や少子高齢化が進展し、女性の社会進出も進んだことで、家庭内に介護の担い手がいなくなっていった。そして、１９８７年には国家資格としての介護福祉士が誕生しました。

ぼくが講演でよく例に出すのは、有吉佐和子の『恍惚の人』。これは１９７２年に出版された、認知症の舅が主人公の大ベストセラーです。つまり、この当時は「嫁」がお義父さんの面倒をみるのが当たり前だった。翌年映画になって、義父を森繁久彌、嫁を高峰秀子が演じました。

当時話題になったのは、森繁久彌の迫真の演技。働きながら義父の世話までやらされる「嫁」の苦労については、特に何も言われてなかったんです。でも、今それを映画化したら、「どうして『嫁』にすべての負担を負わせるんだ」って問題になると思います。「嫁」をはじめとする家族が認知症患者の面倒をみるのは、当たり前ではなくなったんです。

糸井　介護の社会化が進んだ、ということなんですね。

小堀　でも、社会化したらすべて解決かといったら、そうでもない。

ぼくは、長期療養型の病院、それがいわゆる介護の社会化ということだと思いますが、そちらでも患者を担当したことがありまして、そこで回診を始めた当初は無表情で問いかけにもまったく反応がない99歳の女性がいました。あるとき、枕元にクロスワードパズルと日記帳が置いてあるのに気づき、彼女の接触困難の原因が、高齢による難聴と、長期にわたって人と「通常の会話」をしてこなかったことにあると気づいたんです。それで、そこから、ぼくは筆談で会話を始めたんですよ。

糸井 ぼうっとしていたのではなく、適切な関わりを持てずに長年過ごしてしまい、人が来ても反応しなくなってしまっていたんですね。

小堀 はい。筆談を始めてからは、いきいきとした表情で昔のことを書き綴(つづ)ってくれました。これは、毎日家族が「おはよう」と話しかけ、一緒に食事などをとっていたら、少しずつ進む難聴にも気づかれていただろうし、聞こえなくなってからも筆談で会話ができていたと思うんです。

最初の能面のような無表情な顔が今でも忘れられません。おそらく彼女はずっと、肉親に介護してほしい、家で死にたいと思っていたのではないかな。こういうケースは、介護の社会化によって増えているでしょうね。

糸井 難しいですね……。だって、本人が望んでいたとしても、その女性のご家族に99歳の高齢者の介護ができるかどうかわからないですしね。

社会から在宅死が容認されていない

小堀 本人が在宅死を望み、家族がそれを了承していても、社会が在宅死を認めない場合もありますね。

末期直腸がんで、訪問診療で緩和ケアを受けていた患者のケースですが、ある日、担当医師が診療を終えて患者宅から出たら、大家が向かいの家から出てきて「ここで死なせないでくれ。死ぬ前に入院させる約束で部屋を貸してる」と言ったんだそうです。

糸井 大家さんが医師に直訴ですか。それは大変ですね。在宅看取りには、いろいろな関係者が登場するものなんですね。

小堀 けっきょく「息を引き取るのはやむを得ない」というところまで大家が譲歩した。でも「出棺はしないでくれ」というので、その約束を守る形で、患者は無事に妻と二人の息子に見守られて自宅で亡くなりました。

斯様に、社会は、観念的に在宅死を容認していないと言えると思います。

大家からすれば、人が亡くなるとその家は「事故物件」として扱われてしまうので、それが嫌なのでしょうし。

糸井 たしかに、「隣の家で人が死んだ」と聞くと特殊な感じがします。でも、在宅死とはそういうものですよね。

今の時代は、自分の自由も大事だし、人の自由も大事にしなきゃね、とみんなが思うようになっています。話が飛んでしまいますが、電話が廃すたれてきてますよね。電話は強制的に相手の時間を奪っちゃうけど、メールとかＬＩＮＥで連絡すれば、返信する時間は相手の自由にできます。

小堀 ああ、そうかもしれないですね。

糸井 ぼくも全然電話、かけなくなりました。これは、他人を束縛したくない、そして束縛しない自分でありたい気持ちの表れです。でも、ぼくが在宅死を望んでしまうと、電話をかけ続けて、誰かの自由を奪うことになると思うんですよ。誰かが、ぼくの世話をしなきゃいけない。誰かの自由を奪うという選択を、ぼくは果たしてするだろうか。

小堀 それについては、解決する方法がたくさんありますよ。一つは、奥さんは電話を待っているかもしれない。つまり、奥さんなり何なり、お世話したいと思ってる人がいるならそれでいいんです。また、経済的な余裕があれば、介護保険の枠外で、当番制で電話を受ける人、つまり家政婦さんみたいな世話をする人を雇える。もしくは、糸井さんがいくら電話をかけ続けたくても、ぼくのような人間が介入して「やっぱり病院に入って死んでよ」と言うかもしれない。

糸井 なるほど。いろいろな選択肢があるんですね。考えたことがなかったし、全然知らなかった。

近年孫が生まれたので、乳児の託児・育児システムが進歩しているということは最近知る機会がよくあるんですよ。ぼくの娘が幼かった頃とはぜんぜん違う。

このように、当事者か当事者のごく近くにいないと、知り得ないことって、たくさんありますよね。高齢者のケアも、きっとぼくの知らないところでどんどん進歩しているんだろうなと思います。

動けなくなる日は突然来る

糸井 この本でいう「死」は、基本的に年をとって死んでいくことを念頭に置こうと思うんです。「夭折（ようせつ）」と言われるような、病気や事故などで若くして亡くなるケースは別で考えたほうがいいかな、と思っていて。そこで知りたいのは、「老衰」のこと

小堀 です。老衰ってどういうことをいうのでしょうか。

糸井 病気がなく、医者にもかかっていない高齢の方が亡くなること、ですね。95歳、100歳近くなると、多くの人がそうなっていきます。

小堀 それはつまり「寿命が来た」ということでしょうか。

糸井 そう言えると思います。例えば、毎日ダイニングルームへ行って食事をして、夜は自分のベッドで寝ていた高齢者が、急にベッドに上がれなくなったり、起き上がれなくなったりする。その日はわりあい、突然来ます。そうするとぼくたちが呼ばれて、何度か往診しているうちにものが食べられなくなり、「老衰だ」ということになる。

小堀 先ほどおっしゃっていた、「死ぬべきときが来て食べたり飲んだりする必要がなくなった」という状態ですね。

糸井 そう。老衰であることをその場にいるみなさんがわかってくだされば、終わりを迎えることになります。けれどもご家族の中には「やっぱり病院へ」とおっしゃる方がたくさんいる。

小堀 家族がもうすぐ死ぬかもしれないということを受け止めるのは難しいことですよね。まだ何か手立てがあるのでは、と考えてしまうかもしれない。

小堀　例えばがんの末期だと、まずはみんな病院にいるわけです。いったんは治療のために入院している。それで「もうダメです」と言われてどうするか。私がふだん看(み)ている患者たちは、在宅医療に切り替えて死ぬことを選んだ人たち。ところが、大部分の人は、それでも病院でなんとか生かしてほしいと願うものです。

通院していると、在宅死にならない

小堀　それに、骨と皮のような状態になって病院から出された人でも、多くの場合は「訪問診療にするのはもう少し待ってください」「病院に通いたい」と言う。死を受け入れたくないんでしょうね。そうすると医師は予約画面を操作して、「じゃあ2週間後の月曜の9時半から10時までの枠でまた来てください」みたいなことを伝える。たいていの場合はその診療予約の日を待つ途中で死んでしまいます。

糸井　ああ……でも、病院に行きさえすればなんとかなるんじゃないか、と思いたい気持ちもわかります。

小堀　病棟主治医も、家族も、目の前にいるがん末期の患者が退院するときに「もうすぐ死ぬ」「死んだらどうするか」とは考えない。ただ、予約の枠を入れるんです。予約画面ばかり見ててもダメなんじゃないか、とぼくは思います。

けれど、本人にとってはそのヤマダ先生ならヤマダ先生のところに2週間後に行くこと、それが、自分の生命の証しになるんです。だから、仕方ないとも思います。

糸井 そうして、家で状態がわるくなっても、その場で亡くなるのではなく、救急車などを呼んで病院に運ばれて亡くなる。

小堀 ほとんどがそうですね。世の中の大多数の人は、白衣の医師に「お亡くなりになりました」と言われる、それがよろしいと思っているわけです。昭和25年頃は自宅で死亡する人が80%でしたが、今は医療機関で死亡する人が80%です。

残りの20%も、我々訪問医がすべてを診ているわけではありません。在宅医療を受けている方が、自宅で亡くなった場合、死亡診断書は我々が書きます。でも、在宅医療を受けてない方が自宅で亡くなった場合は検死が必要になります。

糸井 現場に警察が来たりする。それはなんだか、映画に出てくるような、家族に囲まれた静かな看取りとはまた違う感じになりますね。

小堀 そうですね。退院しても通院を選び、その途中で亡くなると、そうなってしまいます。在宅医療だと、患者本人と一緒に家族も最期のための心の準備をしていく。でも通院の予約を入れているうちは、まだ本人も家族も治癒を目指してしまう。死ぬとは思わないまま死んでしまう人が、多くいるんです。

猫と暮らせるようにする「医療」

小堀 『死を生きた人びと』を書いていたときは、訪問診療で看取った患者数が355人だったので、副題が「訪問診療医と355人の患者」となった。2018年に本が出てから、その後も看取り数は増えて、今は470人を超えています。1ヶ月で6人くらい亡くなっていますね。

糸井 1ヶ月の間に6人も。小堀先生は本当に多くの死に接していらっしゃるんだなあ。毎週、たくさんの患者さんが、小堀先生が来るのを待っているわけですよね。

小堀 ぼくが今通っているような患者さんは、そうですね、来るのを望んでいる人もいるし、特に無反応な人もいるし、何もわかっていない人もいます。

　認知症の86歳の患者さんの場合、お子さんや行政の担当者がかなりしっかりしたサービス付き高齢者住宅に入れるよう手配した。でも、彼女はネコと暮らしたいから絶対入りたくない、と断固拒否。

そこで、ぼくは彼女の望みを叶えるために「自分が責任を持つから」と言って、在宅療養できるようにしたんです。ネコがコーちゃんという名前だから、冗談で「オーちゃんとコーちゃんだね」なんて言って。ぼくは「鷗一郎」なんでね。

糸井 （笑）

小堀 その人がネコの糞を生ゴミとして出すと、近所の人が目ざとく見つけてしまう。で、本人に言っても埒が明かないからと、ぼくに苦情を言ってきたりするんですよ。それに対してとりなしてまわる、なんてことをしたりします。

糸井 お医者さんの仕事って、いろいろありますね。「医療」というジャンルにおさまらないことを、先生はやっていらっしゃるんだなあ。

小堀 そうなんですよ。でも、ぼくがネコと一緒に暮らせるよう尽力してる、なんてことは、彼女はちゃんとは認識してない。認知症だからね。ご近所さんに謝ったりしてるのを見ても、なんとも思ってないんですよ。

もちろん、来るのを待ち望んでくれている患者さんもいます。以前、訪れるのが週1から月1に変わると告げたときに「それならもう来ないでほしい。週1回でも待つのがつらいのに、そのつらさが1ヶ月も続くと思うと耐えきれない」と言った人がいました。
でも、ぼくはそれでやる気が出るとか、そういう性質じゃないんです。褒められてもあまりうれしくないタイプというか。ひねくれてるのかもしれないですけど。

糸井　ははは、いいですねえ、その感じ。

寒さを堪えて待っていてくれた人

小堀　そういうふうに待ち望んでくれる人がいるのは、高齢者施設などの、少し余裕がある人ですね。堀ノ内病院で担当している訪問診療の患者さんは、もっと、今、生きることでいっぱいいっぱいな人が多い。
でも、そのなかに、「ぼくを待っていてくれた人」として忘れられない患者さんがいます。その患者さんは、外来で検査したら重度の糖尿病・肝機能障害だったんです。その場で入院を勧めたんですけど、拒否して帰宅しました。で、2週間後に気になって訪問したら、誰も出てこない。玄関には古新聞が積んであって、どう考えても入り口として使ってないんです。

糸井 どうしたんですか？

小堀 しょうがないから、窓から入りました。そうしたら、患者さんは布団に横たわっていました。で、「あなたやっぱり、訪問診療でちゃんと薬飲んだほうがいいよ」って勧めたら、了承してくれたんです。で、「明日また来るから、寝ている部屋のガラス戸を開けておいてね」と伝えました。また窓から入るのは大変ですから。

次の日に行ったら、11月の寒いなか、ガラス戸が大きく開いていて、部屋のストーブが赤々とついていました。そして彼は、布団の中から乗り出すような形で亡くなっていた。ぼくは「戸は閉めてもいいから鍵をかけないで」と、ちゃんと言わなければいけなかった。この人は、ぼくの言ったことを守って待っていてくれたんですよね。

糸井 先生のなかで、後悔とともに記憶に残っているんですね。しかし、ドキュメンタリーを観たときも思いましたが、訪問するお宅の環境ってさまざまですね。玄関から入れない家もあるのかぁ。

小堀 そうですね。高齢者が一人で暮らしていると、荒れ果てた環境になっていることもしばしばあります。

糸井 そういうところに入っていく仕事って、献身的に見られがちですよね。自己犠牲の上に成り立っている、というか。でも、小堀先生はちょっと違うのかなと思っています。

小堀 自己犠牲の精神で仕事ができるのは立派だと思いますが、それは極めて稀な存在ですよ。そういう人たちをスタンダードとして、みんなに強いるのはとんでもない話です。そういう意味で、ぼくは「寄り添う」という言葉が嫌いです。この言葉、介護などが関係する会議で、よく出てくるんですよ。

糸井 ああー。

嫌じゃないわけじゃないけれどもやるよ

小堀 ぼくが見てきたなかで、本当に患者に寄り添っていた医療関係者は二人だけですね。一人は、ケアマネージャーのTさん。とある統合失調症の患者さんの家に一緒に行ったんですけど、その家がまあ寒いこと。ぼくはこの訪問診療の世界に入って、外より寒い家があると初めて知りました。

糸井 (笑)

小堀　その家で、患者さんが布団に入って「寒い、寒い」と震えている。それを見たケアマネが、布団に入ってガバっとそのおばあちゃんを抱きしめて「あたためてあげる」と言ったんです。何年も洗濯してないような布団に入り、何ヶ月もお風呂に入っていないような人をためらいもなく抱きしめる。その行為はとても印象的でした。

糸井　はー、すごい。

小堀　もう一人は、精神科医のS先生。一緒に訪問した先の患者さんが認知症で、弄便（ろうべん）の症状が出ていたんです。弄便というのは、大便をいじったり、自分の体や壁に擦り付けたりすること。これが出てくると、どんな孝行息子・娘でも参ってしまって、家では介護できなくなります。そのご自宅も、いろいろなところに便がついていて、ぼくはそれに触らないようにおっかなびっくり移動していました。

そのうち、夫がその患者さんに食べさせる、どろどろしたおかゆみたいなものを持ってきたんですよ。それを寝たまま食べさせようとしているのを見て、精神科医がすたすたとベッドに近づき、弄便の主を抱き起こして、「こうしないと食べられないよ」って直接食べさせたんです。ぼくはもう驚いてね。これが寄り添うということだと。これができない人が、簡単に「寄り添う」なんて言っちゃダメだと思うんですよね。

糸井 その感覚ってすごく大事だと思います。臭かったり、便がついてたりするのって、嫌なのが当たり前じゃないですか。

小堀 小便がしみて絨毯(じゅうたん)が湿ってる部屋、とかもあります。そういうところだとぼくは、乾いているところをなんとか見つけて足を置く。でも、その絨毯に平気で座れる医師もいる。

糸井 それはものすごく稀な「寄り添える」人ですよね。ぼくは、小堀先生の「ころあい」がすごくいいなと思います。「誰だってこれはきついよ」という場所に「嫌じゃないわけじゃないけどもやるよ」とニュートラルな態度で臨んでおられる。

小堀 ああ、それは我が意を得たり、ですね。「嫌じゃないわけじゃないけれども仕方ないからやるよ」という気持ちです。

糸井 たくさんの人の死に立ち合ってるけれど、ほどよくクールにご覧になってるように感じます。

小堀 冷たいと言われることはありますね。

糸井 冷たいというより、涼しいという感じかな(笑)。ぼくは、葬式で一番泣いている人が一番悲しんでいるわけではない、と思っていて。泣いてない人に対して、「あなたには感情がないんですか！」みたいに言う人のほうが、いつの間にか姿を消していることがしばしばある。

ぼくが小堀先生から感じるのは、亡くなっていくお年寄り一人ひとりを、体や心だけじゃなくて、行動の領域や出会う人、吸っている空気、目に入る景色などすべて含めてその人として見ていらっしゃるんだなと。

本来のぼくたちが知ってる医療の世界というのは、患者を、血圧がいくつ、血糖値がいくつ、と数字で表せる生命体としてとらえがちですよね。環境から切り離されて、孤立した生命体にさせられるのは、つらいことなんですよ。

小堀 それはそうだと思います。

糸井 逆に、患者の側も医師を「数字でしか見ない人」みたいに、ある種のイメージに当てはめて接していたりしますよね。医師というだけで、話を聞いてくれないと思い込んだり。あんまり同じ人間だと思われてないこともあるんじゃないですか。

小堀 ありますね。

物体として人体を見ていた外科医時代

糸井 死や老いについては、医師もそこまで深くは習ってないんですよね？

小堀 はい。医師よりもナースのほうが死について習っていますね。受容のプロセスなんかも、看護学生時代に学んでいると思います。でも、ぼくたちは医学部でそういう話をまったく聞いていない。少なくともぼくが医学生だった時代はそうです。

糸井 外科医として活躍されていた頃は、一人ひとりの死についてここまで向き合ってはこられなかった？

小堀 そうですね。外科医時代のぼくの専門は食道がんでした。食道がんの手術は複雑な操作が多く、長時間にわたります。そして、合併症が起きやすいんです。だから、ぼくはいかに合併症を少なくするか、それによっていかに手術死亡率を低くするか、それればかりを考えて毎日を過ごしていました。職人的だったと言ってもいいかもしれません。

以前ぼくがいた病院でＩＣＵの担当だったナースが、近年手紙をくれたんです。そこには、「ＩＣＵに入ってくると、先生は患者のチェックをして、そのまま音もなくいなくなっていた。２年間、私が先生と口をきいたことは一度もありませんでした」と書いてありました。その人が、在宅医療のドキュメンタリーを見て、驚いたそうです。

小堀 小堀先生がこんなに患者に話しかけている！　と。

糸井 ぼくもおそらく、しゃべる能力はあったんだと思います。でも、東大の第一外科でも、国際医療センターでも、その力は開発されなかった。手術のうまさを競う環境では、必要とされなかったんです。

小堀 それが、堀ノ内病院で訪問診療をするようになって、開発された。

糸井 もともと能力があったと言いましたが、おそらく患者さんがぼくを変えてくれたんですよね。ぼくがこれまで看取ってきた470人以上の人々。その人たちの思いがぼくを開発し、しゃべるようになったんだと思います。彼らがこういう医者をつくったんだ、と。

小堀 ぼくは外科医時代の小堀先生を知りませんが、ドキュメンタリーを見て、きっと昔に比べて小堀先生は大きく変わったんだろうなぁと思いました。外科医って、麻酔をかけられた人体をたくさん見るわけですよね。

糸井 そりゃそうですよ。

小堀 その人体は、「おい」と言っても返事はないし、「痛いか」と聞いても答えられない。

物体みたいに見えるんじゃないかと思ったんです。先生が訪問診療でやっているような、一人ひとりに向き合って、話しかけて、といった診療とはほど遠いのかなと。

小堀 ああ、それは非常に優れた視点ですね。まさに当時のぼくは、麻酔がかかった人体を物体として見ていました。だから、患者さんのバックグラウンドや家族構成がどうなっているかといった、今だったらものすごく大事になってくることに、まったく興味がなかったんです。

「審判」として死を判断していた

小堀 医師にとって、死は敗北なんです。救命、根治、延命、その三つが医師の使命。そうなると、「死なせない」ことにはものすごく興味がありますが、死をどう迎えるか、どう受け入れるかといったことはなるべく避けようとしますよね。

糸井 ドキュメンタリーでは、先生が臨終の場から外に出て、看取っている家族の声だけが流れるシーンがあります。それがすごく心に残っていて。この行動は「死は敗北」とは違う考えですよね。

小堀 そうですね。ぼくは前提として、患者さんに「夜中は行かないよ」と言っています。必ずぼくが死に立ち合わなくてはならない、というものではないんですよ。夜間に死が訪れたら、翌朝確認しに行く。それで問題ないんです。

糸井 ぼくらは、お医者さんが生と死の真ん中で「審判」のように存在することに慣れているんですね。ドラマや映画でもそういうシーンをよく見ますし。でも、考えてみれば「死」はお医者さんのものではありませんよね。

小堀 昔はぼくも「審判」のような仕事をしていましたよ。特に若い時分は、自分が主治医でなくても、当直していたら患者が亡くなる間際には、病室に行かなきゃいけなかった。

　医者はよく「お亡くなりになりました」と言いますけど、ぼくはいろいろ言うのは嫌だから、たいてい「どうも」にしていました。「どうも」と言うと、雰囲気で察して「あっ」と泣き崩れる人もいる。

　看取りの経験が少ない頃は先輩がいろいろ教えてくれるわけですけど、「とにかく慌てて言うな」と教えてくれた人がいました。亡くなったと判断しても、そのあとすぐに患者さんが「おお」なんて言って、大きな息をしたりすることが稀にある。そうなれば、医者として「審判」の権威が失墜します。

糸井　そうですよね。

小堀　当直の夜は、自分の担当ではない、その日初めて会った患者さんを看取ることもある。いつもどういう様子なのかわからないまま判断しなくてはいけないんです。時間をかけて、もう聞こえない心臓の音を何度か確認して、十分大丈夫だと思ってから「どうも」と言う。そういうことを積み重ねてきました。

「臨終の際に席を外す」は先達の真似

糸井　ドキュメンタリーでは、全盲の娘さんが、お父さんの喉をさわって最期を知るシーンがありました、病院ではそういうことはしないですよね。

小堀　しませんね。最後は医師が心臓マッサージをして、さらに心臓に直接アドレナリンを注射することもありました。そうするとちょっと脈拍が出るんですよ。ぼくが病院に勤務していたときはそれが常識で、やらないと冷たい医者だと言われました。今でもそうだと思います。一般の人が考える「最期まで手を尽くしてくださった」というのは、そういう行動なんですよね。してほしい、と思っているご家族は多い。

その現実は忘れてはいけないと思っています。

糸井 でもぼくは、やっぱり先生が臨終の際に外に出るのを見て、すばらしいと思いました。

小堀 あれはぼくが始めたことじゃなくて、先達の真似をしているだけなんです。ぼく自身、どのようにして「家族が看取る」という思想が生まれたのか興味があります。

ぼくが「臨終の際に席を外す」ことについて知ったのは、2008年の「文藝春秋」に出た記事です。吉原清児という人が書いた「奇跡の病院　理想の医師」という文章の中に、「臨終は迫っていたが、最期の別れに医者は邪魔だなと萬田は腰を上げた。ふと視線の合った娘に彼は微笑みかけ、『俺は席を外します』と団地の階段をそのまま一階へ降りた」という部分があるんです。

これを読んだとき、ぼくは非常に奇異に感じました。2008年というとぼくが訪問診療を始めて3年。まだ、臨終の場に医師が立ち合うのは当たり前のことだと思っていた頃です。そこからほどなくして、先に言ったように、入院か在宅看取りかの判断が必要になったときに、ちゃんと自分の見解を伝えるようになった転機が訪れます。そこからは、立ち合わないケースのほうが多くなりました。

糸井 立ち合うほうがめずらしくなった。

小堀　在宅医療のパイオニアである盧野吉和先生は、ずっと前から「看取るのは家族」と言っています。「食べたり飲んだりしないから死ぬのではなく、死ぬべきときが来て食べたり飲んだりする必要がなくなった」というのも、石飛幸三先生という、血管外科医から特別養護老人ホームの常勤医になった先生が言っていたことです。

糸井　ぼくらは知らないけれど、在宅医療の世界で、患者さんを静かに看取る医療を実践されてきたお医者さんが何人もいるんですね。

小堀　そうなんです。「食べたり飲んだりしないから死ぬのではなく、死ぬべきときが来て食べたり飲んだりする必要がなくなった」は、石飛先生も離島から来たある患者さんから聞いたんだそうです。どうやらどこかの島の言い伝えなんだとか。詠み人知らずの名セリフなんですね。

糸井　医学部で習わずとも、死ぬことに向き合ってきたお医者さんたちの知恵が蓄積されてきたんだなあ。

最後まで酒を飲む。その人らしい死に方を目指す

小堀 ちゃんと生きてない人は、ちゃんと死ねないんですよ。死ぬときになって急に自分が生きてきた軌跡を立派にはできないから。それはいいわるいの話でもありません。すべての人が立派な生涯をおくるわけじゃないので。

その人らしいなという亡くなり方をした患者さんは印象に残っています。例えば、「好きな酒が自由に飲みたい」と言い、そのとおり最期まで、ウイスキーのボトルを枕元に置いて飲み続けた人。

糸井 それはそれでかっこいいですよね。

小堀 脳梗塞による右半身麻痺で入院してたんだけど、極度のヘビースモーカーで、自由に喫煙したいからといって無理やり退院した人もいました。だから、自分の部屋からタバコの自動販売機まで往復できるようにリハビリしたんです。右半身が動かないのに、1年間の訓練で自力で自販機まで行けるようになったんですよ。それで、結局タバコを買いに行く途中だったのか、帰りだったのか、路上で倒れて亡くなりました。

糸井 全うしてますね。それでいうと、ぼくはどういう死に方をするんだろう。お通夜のにぎやかな人でありたい、とは前に思ったことがあります。みんなが楽しく、くだらない話でわいわい盛り上がるようなお通夜。それができたら、人生として最高だなと思うんです。

「バイバイの前まで笑ってたね」って言われたい。それはもう、ぼくのポエムみたいなものですけどね。

小堀 この仕事をしていると、人それぞれにカルミネーション（"culmination" 最高点、頂点、極致）というものがあるのだなと実感します。例えば、足が正座みたいな曲がった状態で固まってしまっている患者さんがいました。その人が入院を契機に自分で便器に座れなくなって、おむつになったんですよ。ところが退院後、ヘルパーにおむつを替えてもらうのがどうしても嫌だからというので、ものすごい努力をした。そうしてまた自分で便器に座れるようになったんです。

糸井 すごいですね。

小堀 ぼくは彼女に「自分で自分を褒めなさい」と言いました。これは女子マラソンで、メダルを獲得した有森裕子さんの名言からきていますが、それくらいの偉業だと思ったんですよ。彼女は、「これぞ、私の勝利だ」というようなことを言っていました。

また、すごく貧乏だったんだけど、「風呂場から海の見えるような家に住みたい」という夢を持って、夫婦二人で実現した患者さんもいた。もう二人とも90歳超えてから、別荘を作ったんです。そのときに奥さんが「努力をすればなんでもできるんです」と言っていました。よくある言葉といえばそうだけど、実際に夢を実現した人が言うと重みが違う。ぼくはそういう人と日々接していて、すごく教えられることが多いと感じます。

糸井 これは単に生きたいとか、生き永らえたいとかそういうことではなくて。

小堀 全然違いますよ。これがカルミネーションだと思います。世間的に有名なことを成し遂げたわけではなくとも、それぞれの患者さんにその人固有の資質があるんですよね。そういったものを反映した死に方ができるようにぼくも努力をしたい。

死に近づいた人はわかっている

糸井 死期が近づいた人は、それを自覚しているものなんでしょうか。

小堀 先ほど「主人の食事を作れるまで元気になってから退院する」と言った患者さんに触れましたが、彼女のように、死期が近づいていることに気づいていない、もしくは意識の底におし込めて気づかないようにしている人はいます。
でも、かなり高齢になってもうあまり体の自由もきかない状態になった人は、自分の死期をどこかで感じるものじゃないかと思います。そういう人が、「自分が死ぬ」と口に出すことはありません。家族にも言わない。

糸井 「私はいつ死ぬんですか」と訊いたりは?

小堀 しませんね。決して言いません。むしろ元気なときには訊いたりするんですけど、いよいよ死が迫ったときにはあまり言わないです。

糸井 自分でわかっているから言わない。

小堀 そうだと思います。

糸井 ぼくの父親は、死の間際に「みんなが嘘を言っている。それが本当に嫌なんだ」と言っていました。

父は食道がんで、ある日ぼくは父に対して「ちょっと声の出方がおかしいな」と思ったんです。それを伝えて病院に行かせたら、そのまま入院することに。入院中に父はぼくに「看護婦も含めて、みんなが俺に嘘を言っている。それが悔しくてしょうがない」と訴えてきた。父は、騙しきれてると思われているのが嫌だったのかもしれない。本当に悔しそうな顔をしていました。ただ、ぼくはそれに返す言葉を用意できていなかった。

小堀 それはそうでしょう。まだ、病名を伝えるのが一般的ではなかった頃でしょうから。

糸井　そのとき自分がどう答えたのか、よく覚えていないのですが、内容としては「まぁそういうもんだよ」というようなことを言いました。「そういうもん」が何を意味しているのかはわからないんですけど。

小堀　いやいや、今のおっしゃり方で通用すると思いますよ。

糸井　しますか。

小堀　ええ。糸井さんのお父様も、いろいろ考えていたんでしょうね。難病であることや末期であることを家族が隠していても、患者さん本人にはすべてバレています。どんなに隠していても伝わってしまう。ぼくにだけこっそりと「あいつ、図ったな」なんて言っていた人もいますから。

98歳までほぼ平常の日常生活を送っていて、ある日自宅の手洗いでうつぶせになっている状態で発見された患者さんがいました。ぼくが死亡を確認しに行った際に、嫁が「こんなものが手洗いに落ちていたんです」と折り紙の破片を渡してくれたんです。そこには「今は何でもごみだ　人間迄ごみだ」と走り書きされていました。

糸井　すごい言葉ですね。

小堀　キリスト教に関心がある人なら、これは聖書の教えだとわかるんですよ。人間のことを「塵（ちり）であって、塵に返るべき者」と表現する一節があるんです。でもこの患者さんがキリスト教徒だとは聞いてなかったし、そもそも家族は字を書いているところすら見たことがなかったそうです。

ぼくはこの事例をどう解釈すべきか長いこと考えましたが、結局わからなかった。ただ、彼は自分がもうすぐ死ぬとわかっていたからこそ、書いたのではないかと思いました。

糸井 いやあ、すごい。全方向に刺さってくる言葉ですね。

どんな死を望むのか、普段から考えておく

小堀 自分の死についてはゴリラも理解してるでしょう。

糸井 え、そうなんですか。

小堀 手話ができるゴリラとして有名だったココは、「死ぬときに何を感じるか」という質問に対して「眠る」と答えて、「死んだゴリラはどこに行くのか」と聞かれると「苦痛のない穴にさようなら」と答えたそうです。これはかなり、死を理解していますよね。

糸井 ゴリラはわかっているのか。ぼくは飼っていた犬が病気になり、症状が悪化しても、全然わかっていない様子なのがつらかったです。横たわってハアハアして苦しそうなのに、生きていくつもりがある。

赤ちゃんや子犬って、「生きていくつもり」の塊なんですよね。その感じが、死ぬ間際の犬にもまだあって、何をしていいかわからなかった。そばにいることしかできませんでした。少しでも「そろそろ私ダメだなあ」という感じを出されたら、死に向けてもう少し何かしてあげられたかもしれないんですけど……。

小堀 それはむずかしいですよね。ぼくはその人が望む最期を実現できるように手助けしたいけれど、本人に死ぬつもりがないとどうしようもない。こちらから「死にます」とは言えないので、本人が死期を悟ってくれるのを待つことになります。

在宅死を望むのかという確認で「家へ帰りたいですか」と聞いても、「自宅で死にたい」から「はい」と答える人と、「回復して帰りたい」という意味で「はい」と答える人がいる。だから、本人の望みを知るのもなかなか難しいんです。

糸井 体が動いているうちは、なかなか自分が死ぬとは思えない。その状態でどんな死を望むのか聞かれても、答えられないですよね。やっぱり、普段から考えておくのが大事なんですね。

糸井が語る

先がそんなにないと思うとピリッとする

社長になって、「これは死ねないぞ」と思った

ぼくは離婚家庭の子どもなんですよね。実の母親はぼくがものごころつく前に、出て行ってしまった。だから欠けがあるのを埋めたい、という気持ちがずっとあったんです。嫌なことがあったときに、忘れよう、自分を納得させようという練習をしてきた。やせ我慢、とかね。それが自分をつくってきた気がします。

死についても、こわいという気持ちを忘れよう、納得させようとしてきたら、いつの間にかあんまりこわくなくなってしまった。こわいという感覚がわからなくなってきたんですよね。

自分が死んだらどうしよう、と真剣に考え始めたのは『ほぼ日刊イトイ新聞（ほぼ日）』を始めて、社長の自覚が芽生えてきた頃です。今から20年ほど前のこと。ぼくはまだ、50代でした。

社長になるということは、自分一人で一心太助をやってるわけにいかないんです。天秤棒担いで、「どいた、どいた！」なんて走っていられない。だって、その会社のお金で食っていく人がいるのですから。

そのときにもう、自分の命を持ち物みたいに考えるのはやめました。まあ、はっきり「やめた」と決意するまでには、ちょっと時間がありましたけどね。

命を持ち物みたいに考えない、とはどういうことか。自分のことを自分で決めちゃいけないんだ、と思ったんです。それで、変化したことが二つ。一つは、タバコを一切やめました。もう一つは、人間ドックに定期的に行くようになりました。

タバコをやめたのは、吸うと人に迷惑を及ぼすから。迷惑というのは副流煙とか、そういう直接的なことではなく、時間の使い方や生産性、タバコにまつわること全部です。ぼくはヘビースモーカーでした。トイレに行くなんて言っては、頻繁にタバコを吸いに出ていた。これだけで、めちゃくちゃ不利なんですよね。

フリーランスとして一人で仕事をしているときも不利なんだけれど、会社というチームプレーでリーダーのぼくがタバコがないとやっていけないというのは、チームにとっての不利なんです。タバコを吸わない人がリーダーのチームに比べると、もうスタートから違いますから。

社長というのは役割です。だから、自分よりも向いている人がいるかもしれない。でも今は思いつかないし、ぼくがやらなきゃいけないとしたら、今まで通りじゃダメだと思った。自分に言い聞かせたんです。ある意味、生まれ変わらないとって。ここが、二度目の人生が始まったポイント。死を考える大きな分岐点になったな、と思います。

今は、ぼくが明日いなくなっても「ほぼ日」は大丈夫だと思っています。ぼくがいなくなったら、格好は変わるけど、しばらく生き延びる。それはもう明らかです。今のぼくの役割は「このままじゃダメじゃない?」と言うこと。停滞したときに、形をいじる役目です。オフィスの移転を決めたのもその一つですね。

餅つきで、手に水をつけて餅をひっくり返す合いの手、と言ったらわかりやすいかな。あの役目って、いなくても一応、餅はつけるんですよ。石臼にくっついちゃったり、ちょっとつきムラができちゃったりするだけで。餅をつき続けていたら、ちょうどいい合いの手の人がまた現れるはずです。

要請されなくなると、心の死が始まる

死を意識し始めるタイミングは、少しあとにもう一度やってきました。一生って何歳分だろうと考えて、ふと明確に半分を過ぎていると気づくときがあるんです。

よく「折り返し」と言うでしょう。人生80年だと考えると、折り返しは40歳。でも、40

歳の人はまだ全然人生の折り返しだなんて思ってないし、死も意識してません。40代になると人は「最近、糖尿病の気があってね」なんて、病気自慢とか始めて、「先も長くないしさ」なんて言ったりする。でもあれは嘘です。自分のことも、人のことも考えて、嘘だと言い切れる。

石川達三の『四十八歳の抵抗』っていう小説があるんですよ。これは1956年に出版されて、映画化もされました。この頃は55歳が定年で、平均寿命も男性は63歳くらいだったんですよね。そう考えると主人公は平均寿命までもうあと15年ですよ。でも、老いらくの恋じゃないけど、まだまだ俺にも情熱があるんだぞと、年下の女の子に燃え上がるような恋をするわけです。

この本が流行っていた頃、まだぼくは子どもだったから「年をとってもそんなことがあるんだなあ」くらいに思っていました。今のぼくから見ると48歳ってめちゃくちゃ若い。年齢の感覚が変わってしまったんでしょうね。人生が30年くらい延びちゃったわけですから。

でも、わからなくはないな、とも思います。年をとると、要請されること、望まれることが減っていくんですよ。そんななかで、恋愛関係になると「あなたを待っています」というメッセージが毎日来るものだから、そっちに転んでしまうんでしょうね。それがお金目当てだったとしても。誰からも要請されていないと思ったときから、心の死が始まるんです。

二十歳で大失敗しても、何日か経てば忘れられる。生命そのものがあるから。でも生命力が落ちて、人から望まれなくなっていくと、大きなダメージを受けてそのまま引きこもってしまう。昔でいえばもう引退のタイミングですよね。仕事からは手を引いて、「ご隠居」になる。

65歳でおじいさんになった

60歳、いや65歳が定年でも、ぼくはもうとっくに隠居の年です。でも、ぼくは50歳で「ほぼ日」を始めて、もう一回仕事人生に舵を切っちゃった。そのとき、60歳の人に「人生ひっくり返った感じがします」みたいなことを言ったら、「糸井さん、まだ早いよ。50歳はまだなんだよ」と言われました。それで、60歳になったら何が変わるんだろう、とずっと思っていたんです。

いざ60歳になったら、60歳が節目ではないとわかりました。60歳は60代じゃないんですよ。60歳の誕生日って、50代最後の日の次の日でしょう。そんなすぐに60代の自覚なんか持てません。しばらくは、50代の殻をつけて生きてるんです。30歳になったときも、しばらくは20代後半の気持ちが続いていませんでしたか？　あれですよ。

じゃあどこが節目なのか。すべての答えは65歳にありました。65歳は完璧な60代。半分までいくと、「あ、60になったな」と思うんです。抵抗のしようもなく、おじいさんであることを認めてしまう。まわりはもちろん、おじいさん扱いしない感じに見せてきますよ。でも、おじいさん扱いされようがされまいが、おじいさんになったんです。

64歳と65歳の境目は明確にある。65歳からは死ぬ旅をしているんだ、という自覚が芽生えます。きれいに言えば「諦観」ですね。山登りをしているのではなく、下っているのだとわかる。で、下っているなら、その途中のどこでいなくなっても同じだな、と思うんです。そうなると、やっぱり死がこわくなくなる。まったくこわくないわけではないけど、怯（おび）えるほどではないな、と。

生きていたらおもしろいことがあると思える間は生きていたい。だからといって、今、死んだら無念で死にきれないこともないんです。むしろ、生きていなきゃいけない理由をあちこちに探そうとしている、のかもしれない。

小堀先生も、医者という職業でなければ、生きている理由って別に、もういいかなと思ってるんじゃないかな。お医者さんは、いきなり死ぬと困る人がいるから、「今日死ぬわけにもいかない」って言えるじゃない。そういう理由を、仕事でつくっているのではないか、と思いました。

今思うと、ぼくは若い頃から諦観の練習をしてきたのかもしれない。練習というのは、自分に対して「それ以上はおもしろい?」と問いかけること。仕事にしても、人間関係にしても、やりすぎると「おもしろくない」ところまでいってしまうんです。

生きることも、「それ以上はおもしろい?」という質問に対して「そうでもないな」と答えるポイントがあると思います。「このへんでいいんじゃないかな」というところ。そこを見誤ると、絶対死にたくない、意識がなくても延命したい、という「おもしろくない」状態になってしまう。

家族もそうですよね。それ以上はたぶんおもしろくないんだけど、「ここまで来たらやめられない」とか「できる限りのことはするべきだ」みたいな気持ちで、生かし続けてしまう場合があるんじゃないかなと思います。

吉本隆明さんから学んだ、人が老いるということ

人が老いるというと、ぼくは吉本隆明さんのことを思い出します。ぼくは吉本さんが少しずつ老いていくのを、定期的に会って見守っていたんです。吉本さんは１９２４年生まれで、ぼくの24歳上。吉本さんが60代に入った頃に対談がきっかけで知り合い、よくご自宅にお邪魔するようになりました。

会いに行くたび、あのときより今日、今日より次回って、どんどん老いていく。老いっていろいろなところに現れるんです。生体反応みたいなものが薄くなっていく。

特に１９９６年に海でおぼれて入院してからは、リハビリもしなければいけないし、糖尿病も進んでいくし、持病で目も見えなくなっていくしで、老いが一気に進んだ感じがありました。ぼくも今、糖尿病の気があるから、「ああなるんだろうな」と思います。

吉本さんは、あるとき「死は自分のものじゃないんですよ」と言ってくれました。死は自分に属さない。命を所有物のようにして、死は決められないんです。世話を焼く人や死んでしまったら困る人など、まわりにはいろいろな人がいる。その人たちの都合で死は決まるのだと。それがわかってから、「死んじゃおうかな」と言うのはやめた、と言っていました。

ぼくもね、やっぱり老いているから、いつも疲れてるんですよ。総エネルギー量が減ってくるから、こっちに使ったら、今日はもうあれはできない、となっていく。ただ、うちの会社の人たちは、ぼくを50歳のときと同じくらいに働かせるんだよね。愚痴を言いたくなるときもあるけど、言っても聞いてくれないとわかってるからもう言わない。「ものすごく疲れているんだよ」とか言ってみたこともあるんだけど、「アリナミン飲んでるんですよね」なんて言われておしまい。ひどいというか、ありがたいというか。

逆らわずに自然に老いていくのが良い、とはあんまり思えないですね。自然、なんてないですよ。意識と肉体、両方自分でつくっていくものですから。

でも、自分ではどのへんで一生懸命になるのをやめるか、についてはよく考えています。ニュースになるのって、年をとっても元気な人ばかりでしょう。三浦雄一郎さんが80歳でエベレスト登頂に成功した、とかね。あれを見て「やればできる」と思うのは違いますよ。絶対無理なんです。

筋肉に負荷をかけたら、筋肉は育ちます。だからある程度の年齢になっても、ちゃんと脚のトレーニングをしていたら健脚でいられると思うんです。だから、ぼくはスクワットをやるようにしています。

でも筋肉のダメージを修復する能力は落ちていくんですよね。だから若いときのように、やればやるほど鍛えられるわけではなくなります。老人のボディビルダーの体って、いくら筋肉がついていてもやっぱり老人の体じゃないですか。若い人とは違う。張りがない。そういうのはぼくも研究してるんです。

家族の最期には立ち会うべき。それって本当？

本当のことは、誰もがわかっているんです。生きて死ぬ、これは本当に本当のことなのに、生きている最中は認めないんですよね。まるで死なないかのように生きる。そして、現在に夢中なのはいいことなんです。

ぼくが犬や赤ん坊が大好きなのは、とにかく現在を生きているから。そっと歩かないと転ぶ、なんてまったく思っていないじゃないですか。あれはもう、たまらないですよね。無限に先がある。そういう子に対して、「いつか死ぬんだよ」なんて言わなくてもいいんです。

読もう読もうと思っていたミヒャエル・エンデの『モモ』を最近読んだんですよ。そうしたら、「命とは時間のことだ」といった内容が書いてあった。これ、ぼくもずっと思ってたことなんです。さらにぼくは「もらったものだから、無駄にするのも何をするのも全部自由だ」と思ってた。エンデよりぼくのほうがアナーキーだったようです。

そういう意味で、真に自由なのは赤ん坊ですね。思ったように生きるってすばらしい、感じたように動くってすばらしい、と赤ん坊は教えてくれます。それって、芸術の役目と同じなんですよね。だから、赤ん坊は動く芸術なんですよ。

写真家の幡野広志さんの奥さんが、「最期を看取りたくない」と言ったそうです。幡野さんは「それがいいんじゃない」と答えたと。それが言える関係は理想ですよね。本当に二人とも死を真剣に考えているからこそ、たどり着いた結論だと思います。

そこまで考えていないと、やっぱりどこか型にはまった考え方をしてしまう。家族の最期には立ち会うべきだ、立ち会わなければ、ってみんな思っているでしょう。それって本当なのかな、と問い直す人は少ない。「最期に会っておきたい」という言葉には、ドラマが含まれているんですよね。生きている長い時間すべてがその人だと考えると、区切りだけ立ち会うのにどれほどの意味があるのか。

「立ち会う」がすでに、自分の物語に相手を入れようとしている、とも言えます。死にそうな人の物語に、自分が入るかどうかはわかりませんよ。厳しい言い方をすると、「自分が恨まれないように」という気持ちで、立ち会おうとしてるんじゃないかな。

死は手続きの塊である

そう考えていると、死は手続きの塊だと思えてきます。一人の人が生きてきた形跡は、ものすごくいろんなところに残っているんですよ。例えば、老夫婦が暮らしている家に、本がたくさんあったとする。それって、二人とも亡くなっちゃったら、誰もいらないものになるんですよね。物の価値を感じているのは、残された人なんですよ。だから、関係者が誰もいなくなったり、思い入れを持っている人がいなくなったりしたら、物体そのものはいらなくなる。

物体だけじゃなくて、掛け捨ての保険がありましたとか、預金があちこちの銀行口座にありましたとか、恩給を受給していましたとか、そういうものも残された形跡です。それもみんな、手続きが必要ですよね。

さらに、お葬式をどうするか、誰に知らせるか、入院していた病院の支払いはどうするかといった、さまざまな手続きがある。生きていることにまつわる無数の手続きの貯蓄があるんですよ。

それは財産でもなんでもなくて、生きているときに必要だっただけ。お金以外のものは、残されても迷惑なんですよね。残された人が全部責任を持って手続きしようとすると大変。それこそが「死ぬ」ことなんだろうなと思います。

手続きにも、一応役割があるんですよ。「忙しくして悲しみを忘れる」というね。「喪服はどこにあったかな」とか、そういうことに思考を向けるだけでも、死んでしまった人を考える暇がなくなります。これがもし、二人だけで無人島に暮らしていて、片方が亡くなってしまったらどうしようもないでしょうね。もう一人の死を考えるしかないわけですから。

でも、「死は手続きがすべて」と言い切ると、生きているってなんだろうと虚しくなっちゃう。そこは「死とは何か」を深刻に考えることと、「死は手続きだよね」の間をゆらゆらしているんだろうと思います。

なんでもはできないなら、好きなことをやろう

年をとると、「１００歳」という数字が近くに見えてくるんですよね。１００歳って50歳くらいまでは、絶対登れない山として遠くに見えてるんですよ。でも70歳を超えてくると、「あれ、登れるんじゃない?」というくらい近くに見えてくる。その手前の90なんて、もう目前、みたいな。

本来、90や１００は行かないかもしれない場所なんです。80で旅路は終わっちゃうかもしれない。とすると、終わりをめちゃくちゃ近くに感じます。

終わりが近くなると、20年後、30年後の世の中も「俺にはあまり関係がないのかな」と思えてくる。無責任に見えるかもしれませんが、ちょっといいこともあるんです。

先がそんなにないと思うと、ピリッとするんですよ。「なんでもはできないんだから、好きなようにやろう」と度胸が出る。ささいなことですけど、少し遠出して鰻を食べに行ったとして、ふと「俺、ここまで来て鰻食うこと、二度とないかも」と思ったりするんです。なんでもはできないなら、本当にやりたいことをやらなければ。そういう覚悟や勇気が出てきます。

若い人のほうが、慎重ですよね。先があることを考えると、おいそれと踏み込めない。「先はわからないんだから」って、よくある言葉ですが、年をとると本当に思うんですよ。わからないからこそ今やろう、と思えるのは年寄りの特権です。

40代の頃は、自分が老人になったときに入るための養老施設を構想していました。どうせ、迷惑がられるじじいになるだろうし、かみさんに頭が上がらない状態で老いていくのは目に見えているし。

それだったら、ぼくは他人に対してのほうが優しいし、かみさんも同じだから、施設で暮らしたほうが幸せだろうと思ったんです。別々の棟に部屋があって、たまに会って「久しぶりに鮨でも食おうか」って外出する。これ、すごくいいですよね。

友だちにも、年とったら誰からも相手にされなくなりそうな人がいたし、じゃあ友人みんなで一緒に暮らすための施設をつくろうかなと。それぞれのプライベートは確保されていて、いざというときは助け合える。ロビーでバカ話したりして、きっと楽しいだろうな。そんなことを考えてたんだけど、そのうち50歳になって、仕事が忙しくなって、養老施設をつくってる場合じゃなくなっちゃいました。

２０１７年には、倉本聰さんの脚本で『やすらぎの郷』っていうドラマが始まったんです。ああ、ぼくがやりたかったのはこういうことか、と思いました。で、観ているうちに「浅丘ルリ子さんみたいな人はこういう施設にいないよな」とわかってしまった。ドラマでは役だから施設にいるけれど、現実の浅丘ルリ子さんは入らないですよね。

自分で施設をつくらなくとも、体が動かなくなってきたら、施設に入ることを検討すると思います。ホームヘルパーを頼むかもしれない。というのも、介護は家族にやってもらわないほうがいいと思っているので。介護などの身のまわりのお世話は、対価を支払うギブアンドテイクの関係のほうがありがたいですね。

今までで一番喪失感が大きい、岩田聡さんの死

まわりの人が亡くなっていくことも、死について考える機会を増やしています。ある程度年をとった人については、悲しかったりさみしかったりするけれど、そこまでの年表が用意されていたんだな、という気持ちもある。

一方で、若い人の死は悲劇的すぎます。つらいことが多い。そうですね、そろそろ岩田(聡)さんの話をしようかな。

岩田さんとはゲーム『MOTHER2』の開発をきっかけに知り合いました。「ほぼ日」の構想についても最初に相談したのが岩田さんでした。岩田さんは僕より11歳年下で、任天堂の社長になったのは42歳のときだったかな。その頃から、京都でよく会うようになりました。岩田さんが東京に来るときもよく会社に寄ってくれて、とにかくいろいろなことを

二人でしゃべりました。それが楽しくて。多分、会ってる時間を全部足すと、岩田さんが一番よく話した友だちだと思います。

岩田さんの病気は２０１４年からわかっていて、亡くなることもあり得る、とは思っていました。でも、可能性が低いと思っていたんですよ。知り合いっていうのはすごいもので、なんとかなるんだと思い込む力が強くはたらく。

２０１５年に入ってからも、メールのやりとりや会って話すなかでは、回復に向かっての会話をしていたわけです。あの病気はこっちが治るとこっちが悪くなる、といった矛盾することを並行してやっていくタイプの治療だったんですよね。で、「もしかしたらこういう手立てがあるかも」といったことに目が向いていました。6月末には株主総会に出ていたし、危ないといっても持ち直すんだろうなと思ってました。

それが、7月11日に容態が急変して、亡くなってしまった。今まで経験した人の死のなかで一番ショックが大きかった。真っ暗闇の中にいるみたいでした。闇といえば黒だから「真っ暗闇」と書いたけれど、そのときはなんというか、「真っ白闇」だった。パーッと白飛びして景色がなくなっちゃうみたいな。「それはないよね」と頭の中で繰り返していました。

知らせを受けたのが朝早くで、反射のように涙は出るんだけど、なんだかよくわからない。自分を見ているもう一人の自分がいるような、妙に冷静な気持ちもあって。で、目の前が真っ白になる。あんな気持ちを人に味わわせちゃいけないですね。みんな、生き延びてほしい。

それからすぐ京都に向かいました。どうやら、いろいろな段取りがあって、すぐお葬式というわけにはいかなかったようです。彼は任天堂の社長であり、個人だけど個人じゃないですから。それで、しばらくご遺体を安置しておく部屋が借りてあって、そこに行きました。

彼はスーツを着てメガネをかけていて、その部屋にはお医者さんと家族がいました。でも、本人にも、家族にも、何も言うことができないんですよね。「まいったね」しか出てこない。きっと、どんな不幸が起こっても、ぼくは同じセリフを言うんだろうな、と思いました。

お葬式まで何日あったのかな。そのへんちょっとわからないんだけど、その間に、文章を書きました。ぼくは誰が亡くなっても、コメントとかあまり書きたくないんです。どう立派だったかなんて話は死者に対してしたくなくて、ただ「あいつがいない」ということしかないし、いてほしい、一人の人として好きだったということしかない。でも、岩田さんのケースは、書きたくないとかではなく、なんというか……書くしかなかった。マイクを向けられてもしゃべらない、だから自分で書くよという気持ちでした。

お墓参り、ぼくがしてほしいことかもしれない

とにかく岩田さんの存在は大きかったですね。それは今でも思います。家族よりも、友だちのほうが深い関係だったりするんですよね。ぼくより11歳年下だから、向こうのほうが弟役だった。弟のほうが頭よくて、お兄ちゃんのほうがちょっとアホ、という関係でした。でもやっぱり弟だから、岩田さんがついてくる役でもあって。社長業では先輩だし、コンピュータやＩＴ関連ではものすごい知識があるし、どっちが上とか下とかそういうのではなく、複雑な関係でとてもおもしろかった。なんでも相談したし、仕事についても、もっと概念的なことも、長い時間話し合いました。

そういう相手が、いきなり亡くなってしまった。それが今でも受け入れられないし、よくある言い方ですけど、「心の整理がつかない」んです。身近な人が亡くなっても、「あの人は亡くなっていない」って言う人がいるでしょう。岡本太郎さんが亡くなったときに、

パートナーだった敏子さんは「太郎さんは生きているんだ」と言っていました。それを聞いたときは「こういうふうに物語がつくられるものなんだな」と思っていたんですけど、そうじゃないんですね。岩田さんも、ぼくのなかでは亡くなっていない。ものすごく長い出張に出ている、と今でも思っています。

他にそういう人は、いないんですよ。吉本隆明さんは、やっぱり亡くなっています。年をとって少しずつ体が衰えて亡くなっていくのと、いきなり亡くなるのとでは、受容の仕方がぜんぜん違うんですね。自分より年上の人に関しては、「ああ、亡くなったなあ。俺もいずれそうなるんだな」と思える。岩田さんは、そうじゃない。

岩田さんが亡くなってから、ものすごい回数のお墓参りをしています。行かないと、落ち着かないんですよ。お墓の前で泣かないでっていう歌があるでしょう。私はそこにいませんって。それは、墓参りしてる人もわかってるんです。わかってるんだけど、墓の前に行きたいんです。

岩田さんは京都のぼくの家にもしょっちゅう来てたから、最近は庭の花をちょんと切って持っていくようにしています。最初は東京で立派な花を買ったりしてたけど、よく見ていた庭の花のほうがうれしいかなと思って。で、線香と花を供えて、何をするでもなくそこにいる。
これってもしかしたら、逆の立場で岩田さんにしてほしかったことなのかもしれません。ああ、そうかもしれないなあ。いろいろな人が、一人でお墓参りに来て、そこで時間を過ごす。ぼくが死んだら、そうしてほしい。

自分のなかでは「まだ死んでいない」人だから、あんまりいろいろ負わせちゃいけないとは思うんですよ。だから墓の前で秘密を打ち明けたり、重い相談をしたりっていうのは、なんか違うかなと。

でも、世界的に感染症が広まっているといったニュースがあると、「これについて、岩田さんだったらどう言うかな」と考えたりします。架空の問答をするんです。岩田さんはいわゆる哲学的ではなく、とても現実的だから、「部品の輸入が止まるから、こういうところに影響が出て」といった話をするんじゃないかな。忙しい岩田さんが考えてることを、架空の問答として考えると、こちらも現実的な対処を考えられるようになるんですよね。

最後まで楽しんでいただけましたか？

2018年の3月に飼っていた犬が亡くなったのもけっこうね、整理がつかなかった。犬は、ずっと近くにいたから、岩田さんとはまた違う喪失感があって。一緒に過ごした時間が本当に長かったし、ちょっとした「バカだなあ」みたいな日常のやり取りが、ぽっかりなくなってしまった。過剰に偲んでみても、なかなか気持ちが追いつかないんですよ。亡くなったあと、いつもの散歩コースを一人で歩いてみたりしました。なんとなく、思いつきで。まあ、歌を歌っているくらいの効果はあったかな。例えば「君は負けていない」という歌を歌って、自分を鼓舞したりするでしょう。それくらいの効果。大きな解決にはならないですけどね。

歌を歌っている間は、「歌っている時間」になるんですよね。何もないけど、一定の時間をうめてくれる。音楽はいいな、と改めて思いました。葬送曲として作られたレクイエムって、そこにいてもいいよと言ってくれるんですよ。死は最期の安定で、それを亡くなった人とともにするための曲がレクイエム。誰が作ったレクイエムも、いい曲なんですよね。

「慰め」という表現になるのかもしれないけど、相手と心が一緒にいる時間をつくるというのが、大事なんでしょう。墓参りも歌みたいなものです。

ぼくは前から、「楽しいお通夜にしたい」と言ってるんだけど、今みたいな話をしていると、それもなくてもいいかという気がします。一人ひとりが、心の中で故人と過ごす時間をつくってくれたら、それでいいのかも。

ただ、楽しいお通夜の想像は励みになるんですよ。どうでもいい思い出話をたくさんされて終わった人生、っていいですよね。「あいつ、あのときあんなことして、おもしろかったよな」って話してもらうのは、話すほうも、話のネタになっているほうも、うれしいものです。

葬儀の委員長を本人から予約されたことが、これまでに何回かあります。まだ一度も現実にはなっていないのですが。あれは、けっきょく手続きなんですよね。死んでしまったら、立派な葬儀だったかどうかは、亡くなった人にとっては大したことではないのだと思います。引き受けてみて、それがよくわかりました。

たしか、ぼくの場合はみうらじゅんが委員長をやってくれると言ってたけど、どんな葬式になるんでしょうね。なんでもいいやと思うものの、「やっぱり葬式饅頭(まんじゅう)はうまいのがいいな」なんて、いろいろ考えてしまう。来てくれた人に「うわあ、この饅頭うまいね」って思ってもらいたいじゃないですか。

死んでる自分がそれを聞くことはないんだけど、それでもいいイベントで終わらせたいと思うんですよね。「最後まで、楽しんでいただけたでしょうか？」という気持ち。サービス精神なのかな。

口座に葬式用の貯金でも残しておこうかな。余ったら、運営してくれた人たちで分けて、おでんでも食べて帰ってくれればいいし。案外、かみさんが口出したりするかもね。「私はそういうのいいです」って普段は言ってるけど、非常事態になるとキリッとする人だから。けっきょく、そうやって最後にかみさんに仕切られるのも、ぼくが生きてきたとおりに死んでいく、ということなんでしょうね。

けっこう楽しく生きてきたから、今死んでも平気だって思います。それは、ありがたいことですよ。感謝したい。楽しく生きてこれた理由の一つは、自分自身なんだと思います。みんなに感謝できる人生にするために、ぼくもそれなりの努力をしてきました。

ぼくがみんなに感謝できない生き方をしていたとしたら、みんなからも感謝されないし、「あー楽しかった！」で終われないんです。ぼくありきの、ぼくのまわり。だから、自分も含めてみんなに感謝したい気持ちです。

糸井と小堀が語る②

死と手をつなげたら

芸術家に学んだ、魂の自由の大切さ

小堀 ぼくはプライバシーをかなり大事なものだと考えています。近年取材などが増えたんですけど、妻や子どもについては、極力話さないようにしている。ぼくは、ぼくという人間の大きな部分を私的な生活に置いているので、そこを守るのは極めて重要なんです。

糸井 日本で良いお医者さんというと「赤ひげ先生」みたいに、清貧で、ほかの医者が嫌がる病人もこころよく受け入れる聖人君子のイメージが勝手に浮かんじゃいます。それで医師が割りを食うことはあるかもしれませんね。プライバシーをないがしろにして、家を開放していつ何時でも患者さんを受け入れる、みたいな。

小堀 日本医師会には、地域の医療現場で地域住民の生活を支える医師を顕彰する「赤ひげ大賞」っていうのがあるんですよ。ノミネートされたら断ろうと思ってるんだけど。

糸井 あはは。小堀先生にはぜひ、赤ひげ信仰から抜け出してほしいです。
　プライバシーを大事にするっていうのは、先生の育てられ方に起因しているような気がするんですよね。そこはどうでしょうか。

小堀 たしかにそうかもしれません。幼少時から普通はそんなに接しないであろう、詩人や文学者、絵描きといった芸術家との接触が多かった。芸術家は自分の世界を大事にしていて、とにかく自分の魂の自由が何よりも大事だと考えている。親にぼくはそういう育て方をされたんだと思いますよ。勉強はぜんぜん教わりませんでしたけど。

糸井 育った環境は大きいでしょうね。だって先生、「世間様はこうだから」ということを、一つも言わないですもん。

小堀 世間をまったく気にしてないわけじゃないんですよ。一応、ある程度の社会性はあるので、東大の医学部にいたときに、教授選で最後まで候補として残ったんですよ。会社でいえば出世競争を勝ち抜いたわけですから。

糸井 「ぼくは社会性がある」と主張されるのがおもしろいです。

小堀 まあ、意識的にバランスをとって生きてきた、とも言えると思います。父の小堀四郎は画家で、絵を売るのを嫌がり、個展などもほとんど開かず、ただひたすら絵を描いた生粋の芸術家でした。勲章、名誉、お金といったものは、すべて堕落のもとだと考えていたんです。

一方、母方の祖父の森鷗外は軍医のトップにのし上がり、文学者としても功成り名遂げた。でも、本当に何を望んでいたかはわかりません。もしかしたら、祖父も本当は父のような生き方をしたかったんじゃないかと思うんですけどね。
父と祖父という対照的な人間が身近にいたことで、ぼくは社会性というか世俗性と純粋性のバランスをとって生きてきたんだと思います。

葵を見るたびに思い出す

糸井 小堀先生は論理的ですよね。在宅死についても「こうするほうがいい」「(相手は)こうしてほしいらしい」「こうしたい」といった要素が、矛盾しないようにバランスをとっていらっしゃる。そうした判断は、ロジカルでないとできないと思います。要素が増えてくるとみんな論理が追いつかなくなって、感情が強くなり、余計なところに迷い込んでしまうんじゃないかなあ。
先生は自分を感情的だと思うことはありますか？

小堀 あんまりないですね。

糸井 でも感情がないわけではない。

小堀 そうです。患者さんのやりとりで、今でも覚えていることがたくさんありますし。

例えば、92歳の患者さんで、漁師の家に育ち、幼い頃から家業を手伝っていて学校に通えなかった人がいました。彼女は病室で、升目のノートに漢字をぎっしり書いているんです。新聞やチラシなどで新しい漢字を見ると、ノートに書いて覚えるんですね。ぼくはそのうち、書き写す漢字のなかで、読めない字の読み方を教えるようになりました。

ある日、「葵」という字の説明を求められたので、「これは『あおい』と読むんですよ」と教え、葵の花の写真を撮ってくると約束しました。でも、ぼくはデジカメみたいなのを持っていないから、撮って現像して見せるまでに時間がかかってしまって。そのうちに、ぼくはその病院を離れ、彼女は数ヶ月後に亡くなってしまった。見せられなかったのが心残りで、ぼくは葵を見るたびに彼女を思い出しています。

糸井 ご著書も、そういうエピソードの一つひとつから、小堀先生のあたたかさが伝わってきます。

小堀 「ああ、わるいことしたな」って思うんです。むせび泣いたりはしないですけどね。論理的であるかもしれないけれど、感情が大きく揺さぶられることもある。人間はやっぱり複雑なんです。

糸井 ぼくは、カッコいいなと思う人を、真似して生きてきたんです。「あれはいいなあ」

と思ったら、すぐ「できないもんかなぁ」と考える。小堀先生の、本当のことを言いながらお互いを傷つけないところを探し、自分の腕を磨いて仕事をする生き方、これまたカッコいいなぁと思います。

小堀 いやあ、そういう素晴らしい表現でなかなか人を褒められないですよね。今はそんなにコピーライティングのお仕事はされていないんでしょうけど、言葉のセンスは今も役立ってるんじゃないですか。

糸井 こぼれ出ちゃうことはありますね（笑）。おだてても全然喜ばない小堀先生のこの感じ、いいなあ。

働いて稼がなければ、魂の自由は守れない

糸井 小堀先生は80歳を超えてなお、現役で訪問診療を続けられている。何がその原動力になっているんですか？

小堀 現実的なことを言えば、生活の問題がありますね。親の莫大な遺産かなんかがあれば、少し考えが変わってくるのかもしれませんが、ぼくは働き続けない限り、今の

生活ができないんです。

糸井 それは、ご自宅の維持とか？　この本に使う写真を撮影するのにご自宅にうかがいましたが、土地が広くて庭が森みたいで驚きました。本当に素敵なおうちですよね。

小堀 維持費がかかるんですよ。先に糸井さんが、「行動の領域や出会う人、吸っている空気、目に入る景色などすべて含めてその人」とおっしゃいましたけど、この環境を含めてぼくなんです。だから、今の仕事を辞める選択肢はないんです。

糸井 「働く」を前提にして、「生きる」が成り立っている。

小堀 プライバシーを大事にしている、という話をしましたが、それだって働いて稼いでないと守れない。自分の城を守ることが、魂の自由に通じるわけです。

糸井 そこですよね。自分というのは、周囲１２０メートルくらいのところくらいまで自分なんだなと感じます。その自己認識が守られていることが、心の安定につながるし。生活圏が維持されるって、大事ですよね。

小堀 高校の同級生と仕事の話をしていたときに、「なんでそんな臭い思いまでして続けるんだ」と言われたことがあるんですよね。そのときに「金を稼ぐためだ」と答えたら、露悪家だと言われたんですけど、事実なんですよ。

糸井 身を粉にして、私生活を犠牲にしてやるからこそ、伝わるものがある。そんなふうに人は思い込んでしまいがちです。でもその思い込みを、小堀先生は思いっきり超えていらっしゃる。

小堀先生って、もちろんあたたかみもあるんですけど、あふれんばかりの情愛故に人に尽くそうと訪問診療をやっているわけではないように見えて。そこがいいなと思ったんですよね。ぼくは情が薄い自覚があるので、ちょっと似たものを感じたんです。

小堀 そうそう、ぼくは自分のやっている仕事を、使命だとか、人のためにやるべきだとか、思ってないんですよ。今でも新しい発見があって、おもしろいからやってるんです。

もう、自分の考えの及ばないことが次々と起きますからね。70近い歳の息子が90を超えた母親に対して、一緒にいると暴力をふるってしまうのに、離れるのは耐え難いと訴えてくる、とか。親子の情なのかわからないけど、すごいんですよ。

糸井 それは……親子の情だと思い込んでるのかもしれませんね。

小堀 たしかに。それは誰にもわからないんですよね。人間についての発見があるので、毎日フレッシュでいられます。訪問診療を始めて15年ですが、まだまだ新鮮な気持ちなんですよ。ここ最近の発見でいうと、「生かす医療」と「死なせる医療」のターニングポイントがある、と気づきました。

糸井 臨終の間際に外に出る、というのはもう「死なせる医療」に切り替えている。

小堀 そこから先は、助ける必要はないと判断しているわけです。臨終の間際でなくとも、容態が悪化したときに、入院させて治療すべきか、はたまたそのまま自宅で様子を見ているか、判断が必要なときがあります。

入院させた場合、そのまま鎮静剤を打って昏々と眠らせるだけになってしまうかもしれない。でも入院したほうが環境が整い、最期の日を心地よい状態で迎えられるかもしれない。もちろん、入院してある程度快方に向かう可能性だってある。

切り替えのターニングポイントの存在に気づいたのは、ここ3年くらいのことです。医師だからといって、ターニングポイントを見逃さないわけでも、よく見極められるわけでもありません。まだまだ学ぶことがあると感じます。

死について考えるのは、生きるについて考えること

糸井 この対談では死についていろいろ話してきましたが、死についての話って、「生き

る」についての話だと思うんです。

ぼくはずっと、誕生日を祝ってもらうのが、照れくさくて、居心地がわるくて、あんまり好きではありませんでした。でも、ある程度年をとってからは、誕生日が楽しみになってきて。自分からプレゼントとかを考え始めるんです。その日に合わせて用意して、会社のみんなはそれを肴(さかな)にして遊ぶわけ。みんなで一緒にどこかに出かけたり何か食べたりするんです。そうして誕生日を過ごすと、お互いにプレゼントを与え合ったような気持ちになる。そして「ああ、今年もやれてよかったな」と思うようになりました。また1年生きたことは、本当にありがたいと思うようになったんです。

1年生きたということは、1年死に近づいたということ。でも、それがありがたい。やっぱり死について考えるのと、生きることについて考えるのは似ているんですよ。この「また1年生きられてありがたい」って思う流れで死にたいですね。「やっぱり今年もおもしろかった」って。そのときにはもう、声とか出ないかもしれないけれど。

小堀 そうすると、認知症にかからないことも必要ですね。

糸井 認知症はやっぱりテストを受けて、自分の状態を自覚しておいたほうが、迷惑をかけずに済むんでしょうか。

小堀 いやあ、どんなテストも万能ではないですからね。認知症スケールでまったくダメだった人が、実生活ではちゃんとふるまっていることもあるし、その逆もあります。

認知症は、病気ではないと考える学派もあるんですよ。筋肉が衰えたり、白内障になったりするのと同様に、老化の一部としてとらえるべきだと。

２０１８年には、フランスの保険省が抗認知症薬を全額自己負担とすると発表したんですよね。アルツハイマー型認知症の治療に関する功罪を再評価したら、健康保険の適用を正当化するには不十分だと判断されたんだそうです。アメリカでも、抗認知症薬と運動の効果を比較したら、運動が少し上回るかもしれない、という見方が出てきている。つまり、病気として薬で治そうとするのではなく、もっと運動とかすればいいんじゃないの、と。

糸井 へええ、そうなんですね。

認知症になったら？　「そのときはそのとき」

小堀　堀ノ内病院のある埼玉県新座市の認知症患者は、介護保険の認定調査によると、3793人でした（2016年4月時点）。で、その時点での新座市の市立中学生の生徒は3953人だった。

糸井　新座市内の認知症患者は、中学生と同じ数いるんですか。

小堀　そういうことになりますね。だから病気だと考えたら大変だ、とも言える。

糸井　テストもそこまで当てにならないとしたら、自分が認知症かどうかってどう判断したらいいんでしょう。

小堀　やっぱり、まわりの人ですよね。一緒に過ごしている人にはわかりますから。「ほぼ日」のスタッフの方なんかに、「社長、この前も同じことをおっしゃいましたよ」って、言ってくれる人をちゃんと用意しておくことじゃないでしょうか。

糸井　うちは言ってくれる……と思いますけども。

小堀　それは、ならないうちはわからないですよ（笑）。

糸井　わかんないか（笑）。

小堀　自分の上司にはっきりそう言える人を育てることが大事です。腹心の部下は、言うことを聞く人ではなく、ちゃんと現実を言ってくれる人のこと。全員じゃなくてもいいんですよ。全員だとおもしろくないですからね。

ぼく自身も認知症について、考えないことはないんですよ。でも「これをやれば防げる」とか「このテストで何点が出たら仕事をやめよう」とかそういうふうには考えていない。そんなにうまくいくものではないので。

糸井 ああ、かみさんにも「認知症になったらどうする?」と聞いたことがあります。そうしたら、「そのときはそのとき」と返ってきました。同じだ。

小堀 そうです。重度の認知症になると基本的には施設に入るので、ぼくの担当している患者さんでそんなに重度の人はいないんですよね。だから、診ていて認知症が妨げになると感じることはあまりない。認知症に対する認識度が、そんなに高くないんです。奥様と同じくらいですよ。

糸井 そのときはそのとき、なんですね。

死は「俺がいない」、ただそれだけのこと

糸井 「命か経済か」という言い方をするじゃないですか。経済回復を優先すると、命が軽んじられる。命を救うことを重視したら、経済は後回しになる、と。でも、ぼくは命と経済は同じだと思うんです。経済は、生きる営みを維持すること、人が生きるための仕組みなんです。

ごはんが十分に食べられて寝る場所がある。それだけを「生きる」とは言わないですよね。音楽も聴きたいし、口紅も塗りたいし、さぼって昼寝もたまにはしたい。そういうのをすべて含めて、生きるということ。「命」と言うときに、人は助かるか助からないかだけの話をしているんですよね。そうすると、生きることの美しさとかしょうもなさとかそういうものは問われなくなっちゃう。命という言葉の範囲は、そんな貧乏くさいもんじゃないよ、って思うんです。

小堀 まったくの正論です。

糸井 正直に言うと、ずいぶん前から死ぬのがそんなにこわくなくなってきてるんですよ。痛いのは嫌だけど。

小堀 苦しいのもね。

糸井 そう、苦しいのも嫌。痛いと苦しいは嫌だけど、突然「今日、命が終わりだよ」ということが起こったとしても、死は「バイバイ」のことだと思うんです。ただ単に。だとしたら、これまでもいっぱい別れてきたじゃん、と思うんですよ。

もちろん、死に至る病を宣告されたらショックを受けないはずがない。でもそれは「この人と別れるんだよ」と言われたのと同じ、これまでにも経験したショックなんじゃないかな。

小堀 ふむ。

糸井 ぼく、自分が死ぬってこういうことか、と悟ったきっかけがあるんですよ。それは、自宅で仕事を終えて、午前4時くらいに寝室に入ったとき。かみさんが寝てて、隣にぼくのベッドがあって、それを見たときに「あっ、俺がいない」と思ったんです。そこにはぽっかりと空白があった。で、かみさんはいつもと変わらず寝てる。こういうことかぁ、と思ったんです。

小堀 自分が死んだあとを見に来た、幽霊みたいな気持ちになった。

糸井 そうなんです。死ぬっていうのは「俺がいない」ってことなのか、って。その誰もいないベッドを見たときのさびしさ。死ぬというのはさびしいことなんだ、と。なんかもう、取り返すようにベッドに入って、泣きましたよ。

でも、これを経験してから死について、「自分がいない、ただそれだけ」とも思えるようになった。だからこそ、気持ちのいいバイバイをしたいと思うようにもなった。

ぼくが真似したい、カッコいいと思うバイバイは、岡本敏子さんの死です。敏子さんは、岡本太郎さんの養女で、実質的な妻でもあった人でした。彼女は、岡本太郎さんが亡くなってからも、彼が再評価されるようにさまざまな活動をしていて、未完の作品の製作に監修として携わったり、アトリエ兼自宅を美術館として公開したりした。

かつて岡本太郎さんがメキシコで創作した壁画『明日の神話』が朽ちて行方不明になっていたのだけど、それを捜索して東京で再現しようと、いよいよ日本に向けて運ぼうと船に乗せたときに、自宅の浴室で心不全で亡くなったんです。

小堀 おいくつですか。

糸井 79歳だったそうです。岡本太郎さんが亡くなったあと、いったんブームは終わりかけていた。それを敏子さんが一人でヨイショヨイショってお神輿(みこし)をかついで。彼の作品を人に見てもらうための道筋をつけたわけです。それで壁画が見つかって、「ああ、できたわね」と思って亡くなったんだと思います。自分のためじゃなくて、岡本太郎という好きな人の道をつくるのが彼女の幸せだったんだと思う。そういう死には、憧れもあります。

もちろん、病気で苦しんだり、人に殺されたりするのは嫌ですよ。でもただ「死」を考えると、「俺のいない世界」なんですよね。そこでも、みんな仲良くやってるんですよ。キャーキャー言って遊んでる。それは、悲しくないですよね。

最後まで働いていたい

糸井 先生は、ご自分の死についてどう考えていらっしゃるんですか。

小堀 ぼくはやっぱり、最後の最後まで仕事を続けたいですね。だんだん体力が弱ってきますから、今まで月・火・金と訪問診療をやっていたのを、月数回にするとかね、どんどん減らしていって。数は少なくなっても、患者さんのところに行って終わりたいな、と思います。

どなたでもそうでしょうけど、寝たきりになって、おむつも替えてもらわなきゃいけない、食事も食べさせてもらわなきゃいけない、そういう生活だけはなんとか

糸井　免れたいですよね。

小堀　ああー。最後、入院するにしてもできるだけ短い期間にしたいです。できれば寝たきりにならない状況で死を迎えたいですね。

糸井　そのために何か方法を考えたりするんですか。

小堀　いや、なんにもないですよ。願っているだけ。

糸井　願っているだけですか。

小堀　今のところはあんまりそういう兆候がないですからね。

糸井　あんまり心配性ではないんですね、先生は。

小堀　外科医のときはすごい神経質で、心配性でしたけどね。自分の行く末についてはそんなに。弱ってきたら、しかたないですからね。

　今、堀ノ内病院までの片道20キロを、自分で車を運転して通っています。患者さんのところを4、5軒まわると多いときはさらに20キロくらい走る。そうすると、帰りも含めて1日60～70キロ走ることになる。タクシー運転手さんと運転について話したときに、80歳超えて1日これだけ、週3～4日走ってるのは、けっこうなものだ、という話になりましたよ。

糸井 いやあ、すごい。

小堀 夜の高速はやめましたけどね。やっぱり1時間も走ると目が疲れちゃって。気づいたのが2016年かな。これはダメだと思って、それ以来、夜は一般道を走るようにしています。一般道は平気なんですよね。運転ができなくなったら病院に出勤できないので、これまた考えないと。

糸井 自分がどうかなったときのために、覚書などは残してるんですか?

小堀 あ、そのへんは全部やっていますよ。遺言も書いて、弁護士事務所に預けてあります。そうしたら、車と家にあるピアノはどうしますかって聞かれたから、それはもうちょっと死にそうになってから決めるって、答えました。

呼吸の苦しみだけをとる処置、ぼくもお願いしたい

小堀 あとはもう、堀ノ内病院に入れば大丈夫だと思ってるんですよ。堀ノ内病院を開設した理事長の小島武、この人はぼくの無二の親友みたいなもので、父親の代から知り合いです。院長の清水利夫も東大で右腕だった人だし、訪問診療を一緒にやって

る堀越洋一くんは、国際医療センター時代から30年の付き合いがあります。この3人がいる限りは、なんとかしてくれるんじゃないかと。

糸井 その信頼関係は大きいですね。

小堀 あれこれ言わなくても、とにかく痛いのと苦しいのはやめてくれ、というのはわかってくれていると思う。

それは、ぼくは患者さんにも約束しているんですよ。痛いのと苦しいのだけはなんとかするよ、と。例えば、本当に呼吸器疾患で苦しいときは、入院しないと無理なんです。入院させて呼吸器をつけないと。

糸井 延命のための呼吸器じゃなくて。

小堀 息ができないからさせてあげる、あとは何もしない。呼吸の苦しみだけをとってあげる処置です。

糸井 それ、ちょっとぼくもお願いしたいですね。

小堀 もちろん堀ノ内病院は、救命、根治、延命においても優れた病院ですよ。だから、助ける方も死なせる方も両方できる。死なせる方は、全国レベルですよね。

糸井 死なせる方は全国レベル（笑）。

小堀 あ、死なせるって言葉はいけないですよね。先日ラジオに出たときに、「若い人が最初にぼくがやっているような仕事をするのはよくない。まず。救命、根治、延命をやりなさい、と。患者を生かすことができない医者は、殺すこともできない」と言ったんですよ。

そうしたら、パーソナリティの久米宏さんがびっくりしちゃって。「殺すっていうのは、非常に極端な言い方でありまして」ってフォローしてくれた。ぼくも、「あ、これ生放送だった」って気づいて、「ぼくは極端な言い方をしますから」って言ったんですけど。

糸井　まあ、まわりはびっくりしますよね。

「死」という言葉を避ける医師

小堀　でもこれって、いろいろなところで出てくる問題なんです。2019年に日本医師会が会誌で、在宅死や終末期医療の特集を組みました。ぼくがたまたまスペシャリストとして選ばれて、執筆に携わったんです。

ぼくは最初「生かす医療から死なせる医療へ」というタイトルをつけました。そうしたら、編集者が「これはちょっと乱暴じゃないですか」と言ってくる。実際にはその人ではなく、上司が言ってるわけですよ。

で、ぼくもちょっと乱暴かなと思ったので、堀越くんに相談してみたら、「命を永らえる医療から、命を終えるための医療へ」というタイトルが出てきました。

糸井 同じことですけど、ニュアンスを変えないとダメなんですね。

小堀 「～らせる」がダメなんだと言うナースがいたので、「終えるため」にしたんですよ。ある雑誌では「終焉に向かう医療」という言葉を使っていました。でも、「命を永らえる医療から、終焉に向かう医療」では、日本語としてちぐはぐでしょう。だから、「命を永らえる医療から、命を終えるための医療へ」にした。でも、これもダメだと言われました。それでけっきょく、「終末期患者の医療」という、ぼんやりしたタイトルになっちゃったんです。

なぜこんなに「死なせる」や「命が終わる」という表現を使いたくないのか。それは、日本医師会も死を認めていないから。嫌なんですね、単純に。この特集の企画・監修者である森岡恭彦先生は、本当は死生観について、よく知っている人なんですよ。今の外科医のなかでは、トップクラスに造詣が深い人。『生きる権利と死ぬ権利』『ドキュメント 安楽死』といった本の翻訳を手掛け、賞ももらっていますから。でも、その人がダメって言うんです。

糸井 人が決めることではない、という考え方なんでしょうか。

小堀 そうではないと思います。読者の反応を斟酌（しんしゃく）したのだと思います。

糸井 うーん。

小堀 医者が使うべき言葉じゃない、と思っているのかもしれませんね。それは、世間一般でもそうですが。

本を書くときに、「在宅医療」といった言葉が、新聞や雑誌、テレビなどのメディアにどのくらい登場するのかを、一定期間調べたんですよ。そうすると、「在宅医療」がタイトルに含まれる番組は関東エリアだけでも１４０件くらいあって、書籍も１５０点くらい出ている。でも、「在宅看取り」になると、書籍は2点だけでした。著者や出版社が、現代社会において「死」を忌むべきタブーとしているからじゃないかと思うんです。

最近も『死んでしまう系のぼくらに』という詩集を出した最果（さいはて）タヒさんの詩が、「死」という字が入っているために掲載してもらえなかったという話を読みました。それくらい、社会では死が忌み嫌われている。

「縁起でもない」をやめよう

糸井 それって、日本だけですか？

小堀 いや、フランスもそうだと聞いたことがあります。日本と似ているところがあるんですよね。国全体で死の話題を避けるムードがあると、「話しましょう」といっても難しい。

厚生労働省が作成した「人生会議」のポスターが炎上し、1日で公開をやめた騒動がありましたよね。あれは、お笑い芸人の小籔千豊(こやぶかずとよ)さんが経鼻チューブをつけてベッドに横たわっている画像で、死期間近の人がまわりの人に何も伝えられない焦燥感をコピーで表現していました。これは文言がよくないとかそういうことじゃなくて、ストレートに死を連想するのが拒否感につながったんだと思います。

言っていることはわるくないんですよ。死の瞬間に後悔しないようにどういう死を迎えたいか身近な人と話しておこう、ということなので。それを「人生会議」と呼んでいる。でも、国が「死について考えましょう」ったって、そう簡単にはいかないですよね。

糸井 今はテレビでも、人が死ぬシーンってほぼないですよね。ドラマや映画はあるけど、ドキュメンタリーではほぼない。だから、死に対して相当ひ弱になっている気がします。小堀先生のドキュメンタリーでは、しっかり人の死が映っていて、そこもすごく印象的でした。

ぼくが思うのは、「縁起でもない」って言葉をやめたらいいんじゃないか、ということ。タブー扱いしない。そうするだけで、もっと死について話しやすくなると思うんですよね。

あとは、年をとった人に対して死の話をするのを、みんな遠慮するけど、じつは年とった人のほうがしたいと思うんですよね。少なくともぼくはそう。若いときのほうが、死の話しづらかったもん。今のほうが、よく知ってるっていうか、身近なものだし、話したいことがいろいろある。

死を健康に考える、死と手をつなぐ

小堀 若いときは特に、死について考えなくてもいいと思いますよ。死ぬ確率も少ないからね。でも、ある程度年をとったら、死を避けるのではなく、「自分も死ぬんだな」

と考えたほうがいいと思います。昔は80歳超えたらと思っていましたが、今は85歳かな。85過ぎたら考えたほうがいい。

糸井 85歳。リアリティがありますね。

小堀 現実的に自分が死ぬと考えると、「こういう死に方をしたい」といったことも頭に浮かぶ。それが大事なんです。

糸井 言い方は変ですけど、死を健康に考えられるかもしれないですね。

小堀 「死を健康に考える」。それは非常に斬新ですね。とてもいいと思います。

糸井 犬や猫と一緒にいると、ある1匹が死んだとき、ほかの犬や猫が哀悼にやってきます。ちょいと匂いを嗅いで去っていく。あれは冷たいわけではなくて、とても健康的だと思います。たぶん、人も本当はそうです。

だけど、なぜかぼくたちは、死を暗いところに追いやってしまった。そのおかげで生きることが楽しくなったかというと、決してそんなことはない。「死は嫌じゃないもの」とまではいく必要がないと思うんですよ。死は悲しいし、さびしいものであることは事実だから。でも、腫れ物に触るように避けなくてもいいんじゃないかな。

小堀 おそれず、あこがれず、死について考えられたらいいですね。

糸井　死とちゃんと手をつなぐことができたら、生きることにつながっていく。死を思ったら、「過剰に欲張る必要もないな」なんてことに気づくし、バランスがとれるようになると思います。

たぶん昔は、芸術や宗教が死とぼくらをうまくつなぐ役目を果たしていたんですよね。死を扱う作品を観たときなんかは、死について話したくなりますし。芸術や宗教という、正解が見えないことを考える役割が、今は軽く見られちゃってる感じがします。自分とは関係ないというか、「それは宗教の話でしょ」とか「それは物語じゃん」と、別に除けてしまっている。宗教や芸術は死について、答えの出ない問いをずっと繰り返してきているのに。

「胃ろうは嫌だ」の決り文句に騙されない

糸井　もっと自然に話すきっかけがあればいいですよね。ぼくは、2018年3月に愛犬が亡くなり、次に子犬を育てるかどうか、という話が出たときに、娘と、自分が死ぬことについて話しました。ぼくはもう70歳を超えているから、犬の寿命を考えると先に死んでしまう可能性があるわけで。ぼくがいなくなったあとに、娘家族がかわいがって育ててくれると約束してくれたら、飼おうと思ったんです。持参金もつけてね。

これはいわば、遺言の前どりです。そして、それは話しておいて本当によかったと思っています。具体的に決めるべきことがあったのがいいなと。ぼんやりと死について考えると、決まり文句にごまかされちゃうんですよね。「一分一秒でも長生きしてほしい」とか。

小堀 それは感じますね。それと逆の「延命治療はしてほしくない」「胃ろうは嫌だ」といった決まり文句もあります。

糸井 あぁー、それも決まり文句なんですね。

小堀 患者さんは一人ひとり、体の状態も、まわりの環境も違うわけです。胃ろうだって、積極的においてあげたらいいのにな、と思う人もいますし。

糸井 なんとなく、胃ろうはよくないのかと思っていました。積極的にやったほうがいい場合もあるんですね。

小堀 おかないとすぐに亡くなる、という場合もありますからね。

ぼくが担当していた68歳の男性は、50代後半から物忘れが目立ち、2015年には問題行動が多くなって精神病院に保護入院となった経緯がありました。入院中は薬物治療で無気力、傾眠状態に。妻は退院させると決意し、家で療養しているうちに表情や語彙も増えてよくなってきた。でも、２０１９年2月からは、食事の際にむせることが多くなって、２ヶ月後に傾眠状態になりました。このケースでは、妻が胃ろう造設を強く希望したので、すぐにそうしました。

一方、胃ろうを絶対におかない、という家族もいます。10年前から認知症となり3年くらい寝たきりで、妻が一人で介護をしている。誤嚥性肺炎による入退院を繰り返していたので、主治医は胃ろうを造設しないで退院するのはありえないと言ったんです。でも、妻はどうしてもそのまま帰ると主張。どうしようもないので、ぼくは在宅主治医となって、妻の判断で経口投与の可否や量を決めてもらうことにしました。飲み込まないときは量を少なくするとか、口に入れると吐き出すときは食事をストップするとか、状況を見て対応してもらう。それで、55日間生き続けました。

糸井　胃ろうをして、元気が回復して、また口で食事ができるようになる場合もあるんですよね？

小堀　あります。

糸井　じゃあ、胃ろうには「Aの解釈」「Bの解釈」「Cの解釈」がありますよ、と言うことはできる。

小堀　一人ひとりそれぞれのケースです。

糸井　なるほどなあ。威勢よく「俺は胃ろうになるくらいなら死を選ぶね」みたいに言うもんじゃないんですね。知らないから言っちゃうことはあるんでしょうね。終末期に訪れるさまざまな判断について知れるハンドブックみたいなものがほしいですね。

死は、思い及ばない世界にある。それはたしか

小堀　胃ろうなどの処置について、病状に合わせて解説することはできますね。それが胃ろうをおくかおかないか、の判断材料にはなると思います。特に胃ろうは家族が判断する場合が多いので、知識は持っておいたほうがいいでしょう。

でも、在宅死か入院死か、といったことは、ハンドブックで判断するのはむずかしいと思います。それぞれ個別の事情が大きく関係してくるので。

72歳の男性で、腎不全で透析の専門病院にずっと入院してる人がいました。「5

年間は透析を受けながら働いていたのに、娘に病院に入れられた」「ここは牢獄だ」「話し相手がいない」とかずっとつぶやいてるんですよ。で、写経とかやってるの。
入院が不本意そうだったので、娘さんや担当医、ケアマネージャーと会議を開いて、自宅から通院で透析できないか話し合ったんです。でも、娘さんは「お父さんを引き取ったら仕事ができず、そうすると経済的に成り立たない」と言って拒否した。ヘルパーさんにもらしたところによると、どうやら幼いときに父親から暴力を振るわれたりしたそうです。それは患者さんの治療をしているだけの我々には知る由もないことで。

糸井 そうかぁ……。

小堀 患者さん自身は、思い出について聞くと「娘と箱根の温泉に行ったこと」とかって答えるんですよ。でも、娘は父親とは一緒に暮らしたくないと思っている。親と子にしかわからない事情とか理屈が、どんな家族にもあるんですよね。
その患者さんと家族ごとに、何が望ましいかは違っていて、来歴や心情も含めた総合的な判断が必要になる。思いも寄らない事情を聞くたびに、本にも書きましたが、死は「普遍的」という言葉が介入する余地がないのだと思い知らされますね。

糸井 個別具体的なんですね。

小堀 死は我々の思い及ばない世界でできちゃっている。それはたしかです。

糸井 死に向き合って、死に立ち合って、さんざん考えてきたけれど、答えにはたどり着かない。それはどうしてなんでしょうね。

小堀 まあ、生き返った人がいないからでしょう。

糸井 なんて身も蓋もない（笑）。

小堀 ぼくはカトリック信者なんです。でもだからといって、死について何かがわかっているかというと、そんなこともない。精神分析学者のマリー・ド・エヌゼルが書いた『死にゆく人たちと共にいて』という本には、カトリックの司祭が取り乱して亡くなった話が載っています。

　ぼくは１９６５年頃から20年間くらい、聖母病院に通っていたんですよ。手術のうまい先生がいて、その人に師事するために行っていたんです。この病院はカトリック関係の人が多く入院していて。その先生が、ブラザーでもファーザーでも死ぬのはこわいんだ、と言っていました。

糸井 信仰は、死の恐怖を減らしてはくれないんですね。神様もダメなら、自分でなんとかするしかない。

小堀 そうですね。まずは誰もが老いることを理解して、いつかは死ぬことを受け入れる。

85歳を過ぎたら、どういう死が望ましいか、一回は考えておくといいでしょう。そして、自分にとって大事なことはなんなのか、意識しながら1日1日を生きる。人は生きてきたようにしか死ねませんからね。

小堀が語る
家族の歴史も事情もそれぞれ

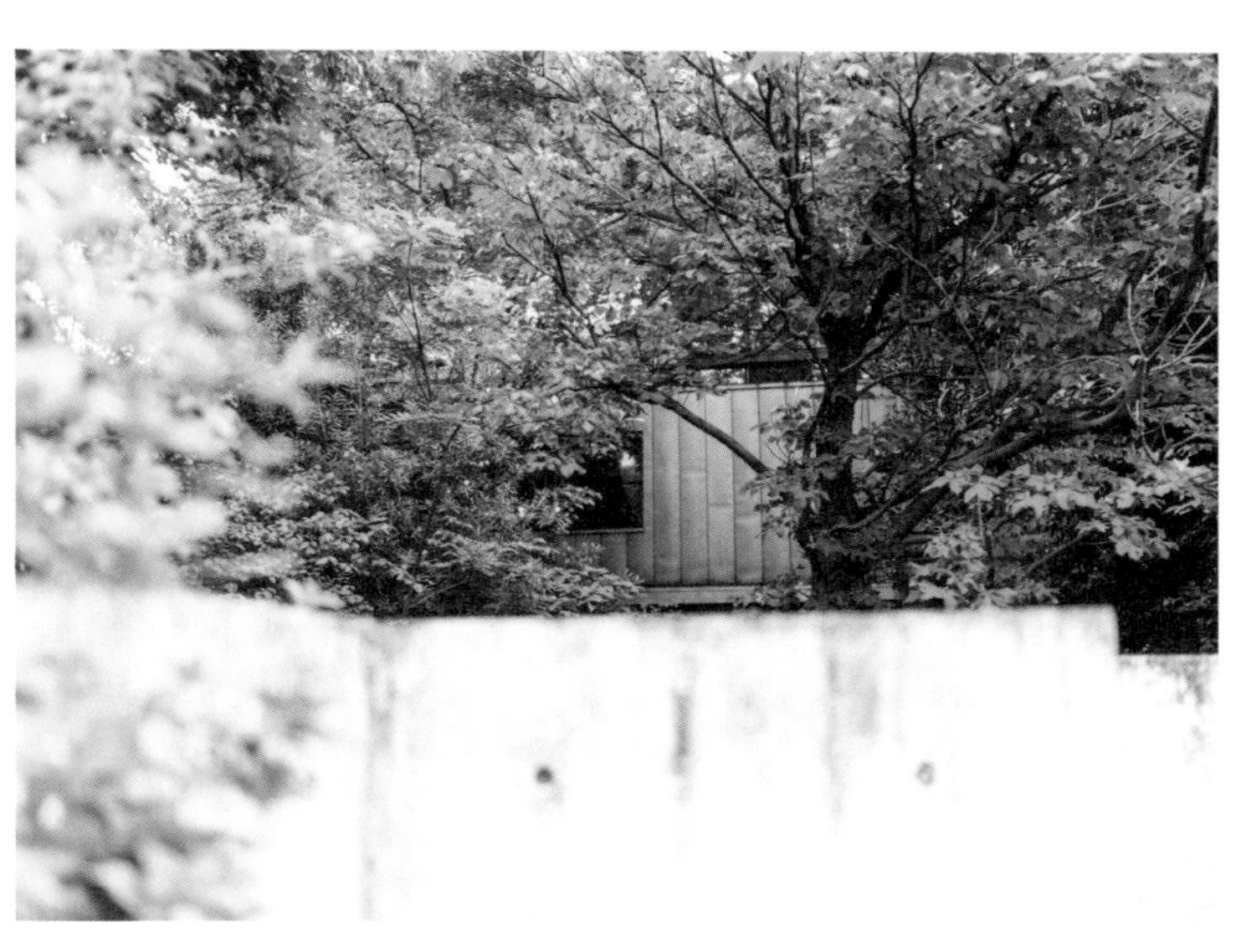

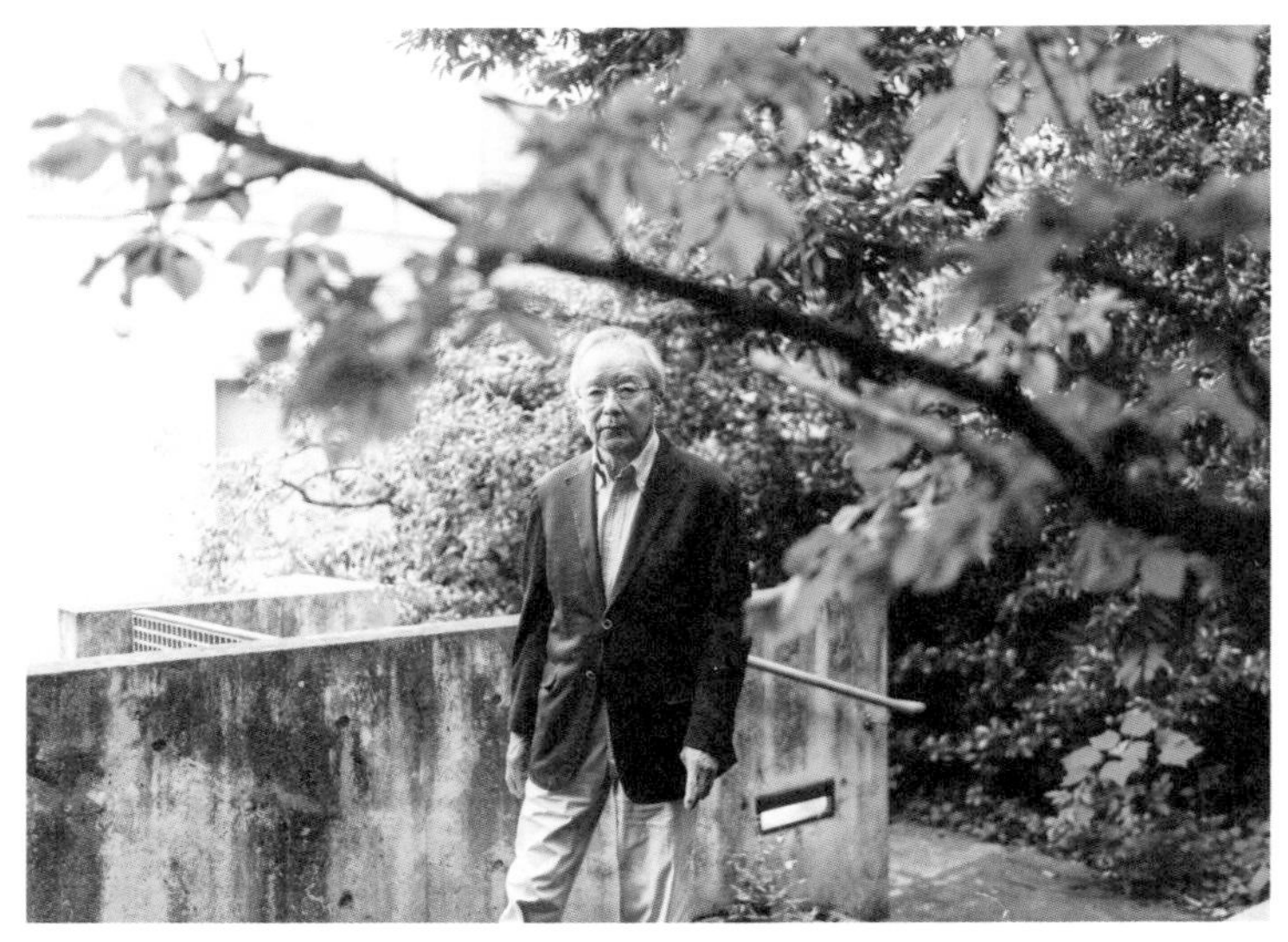

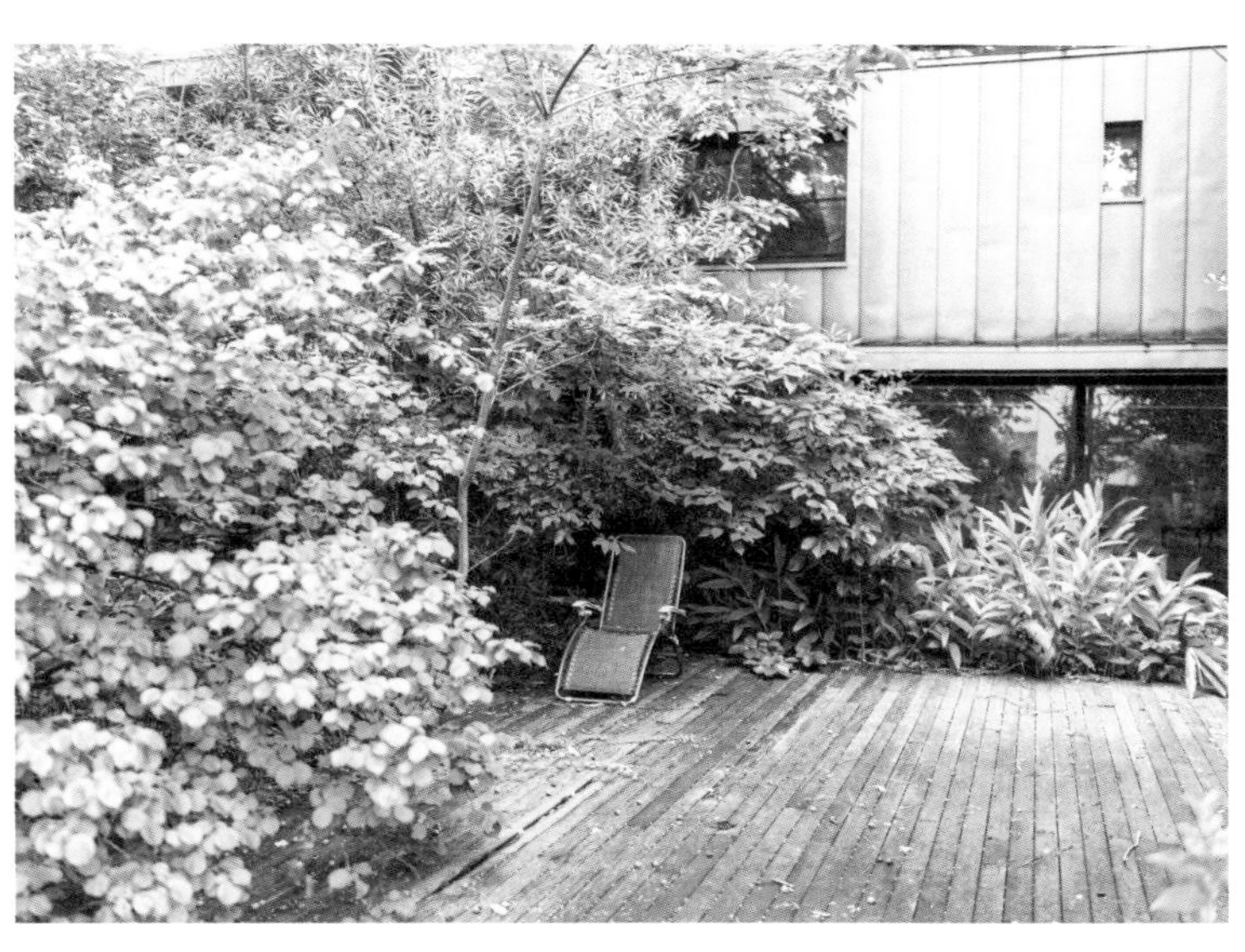

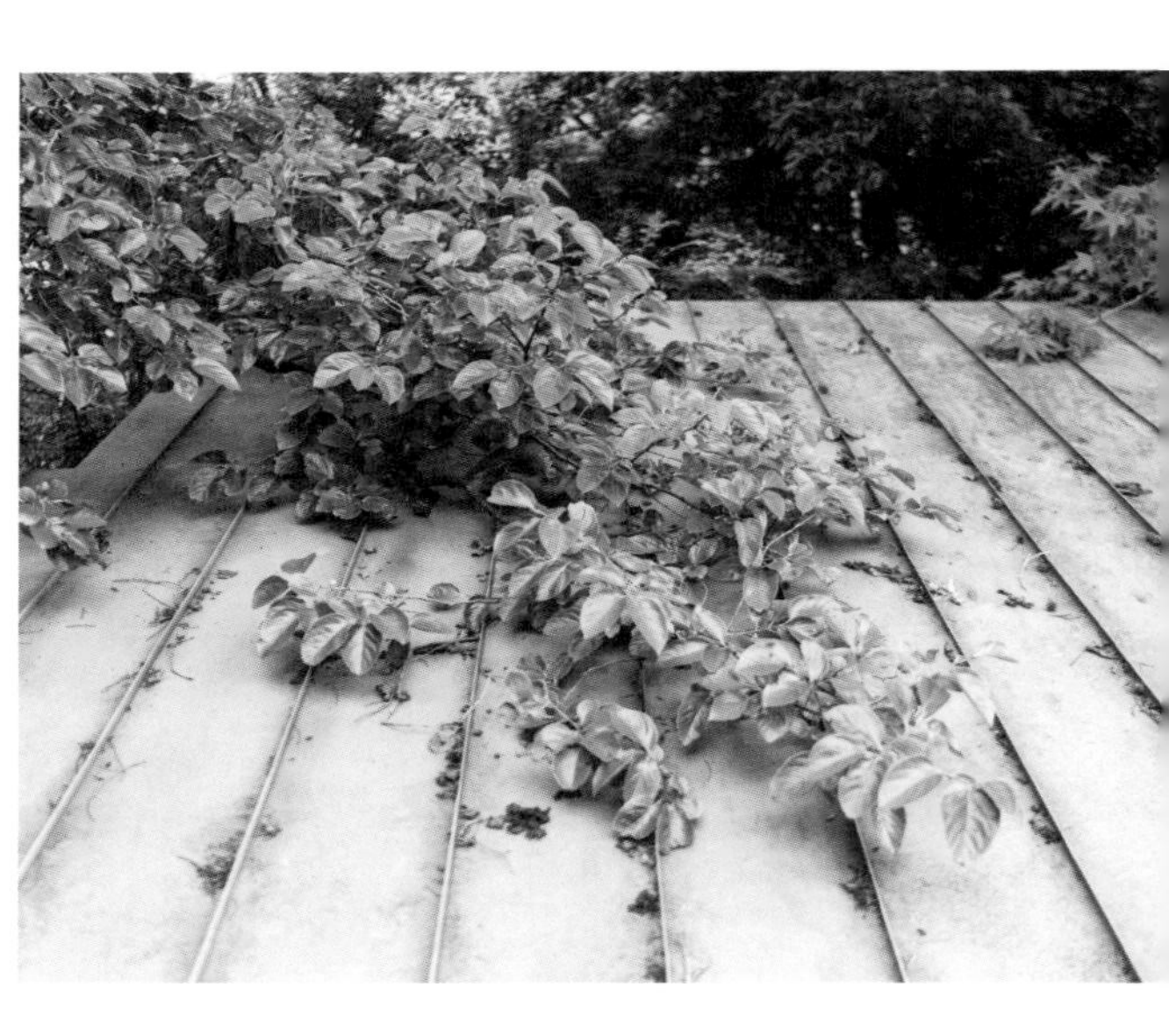

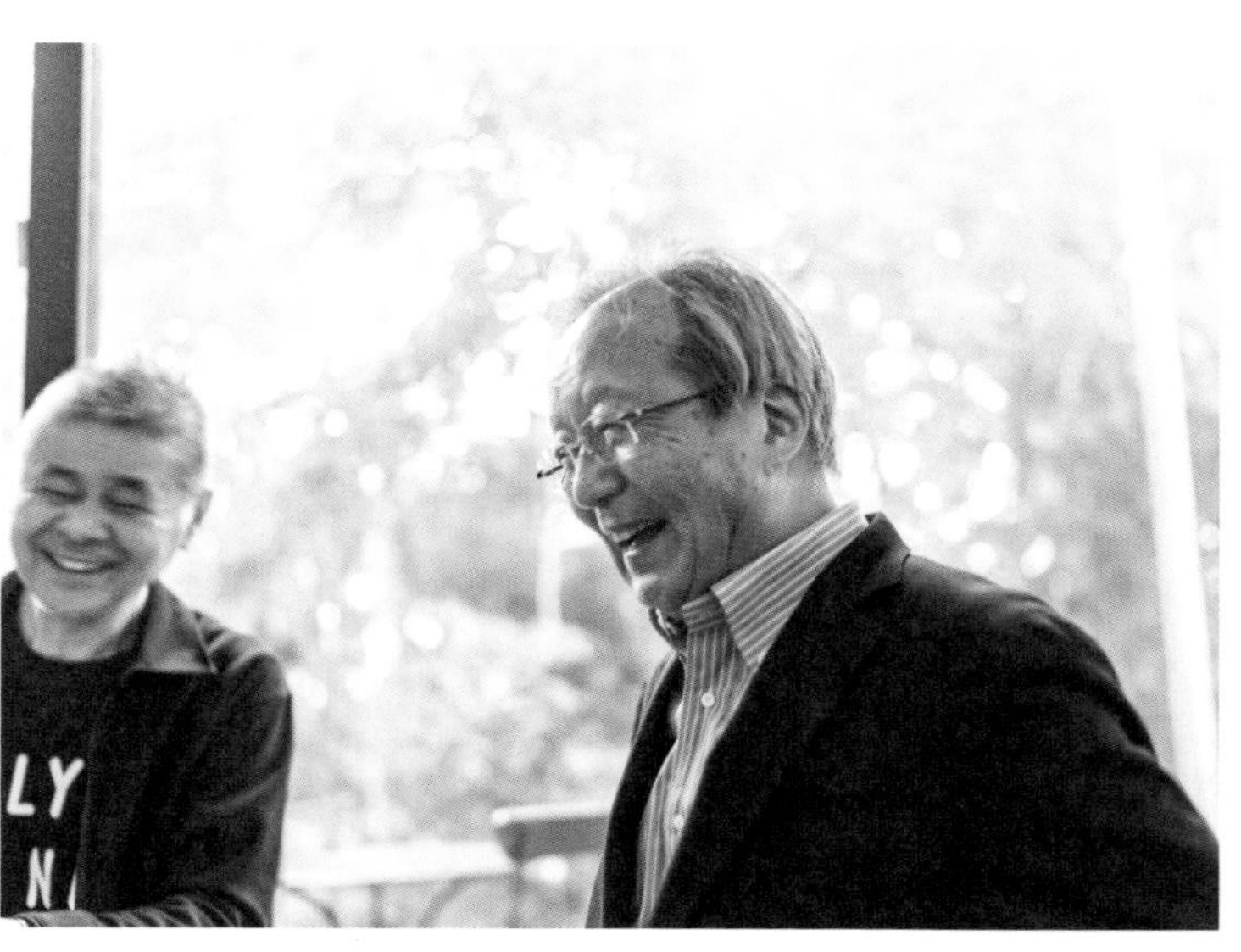

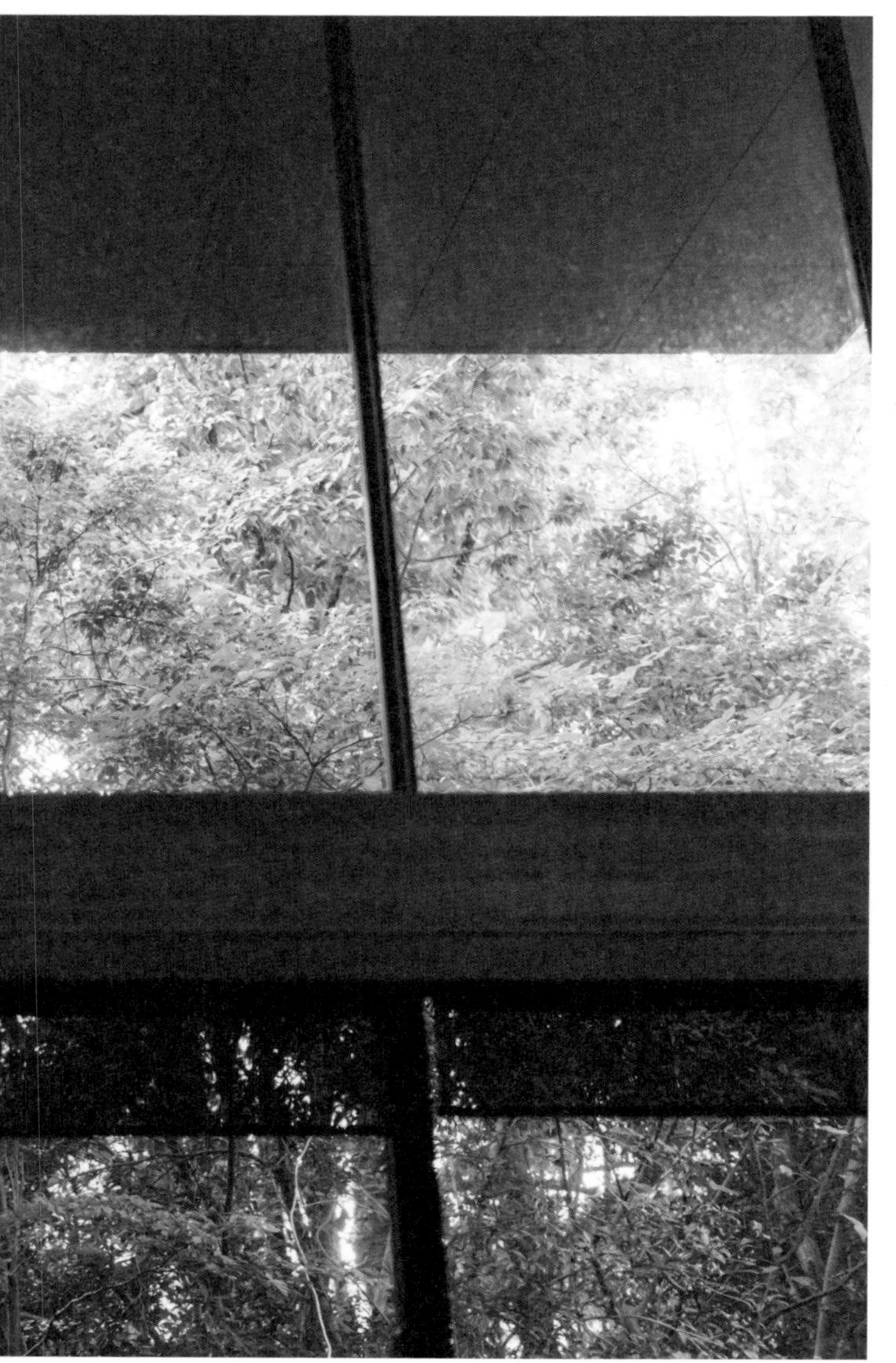

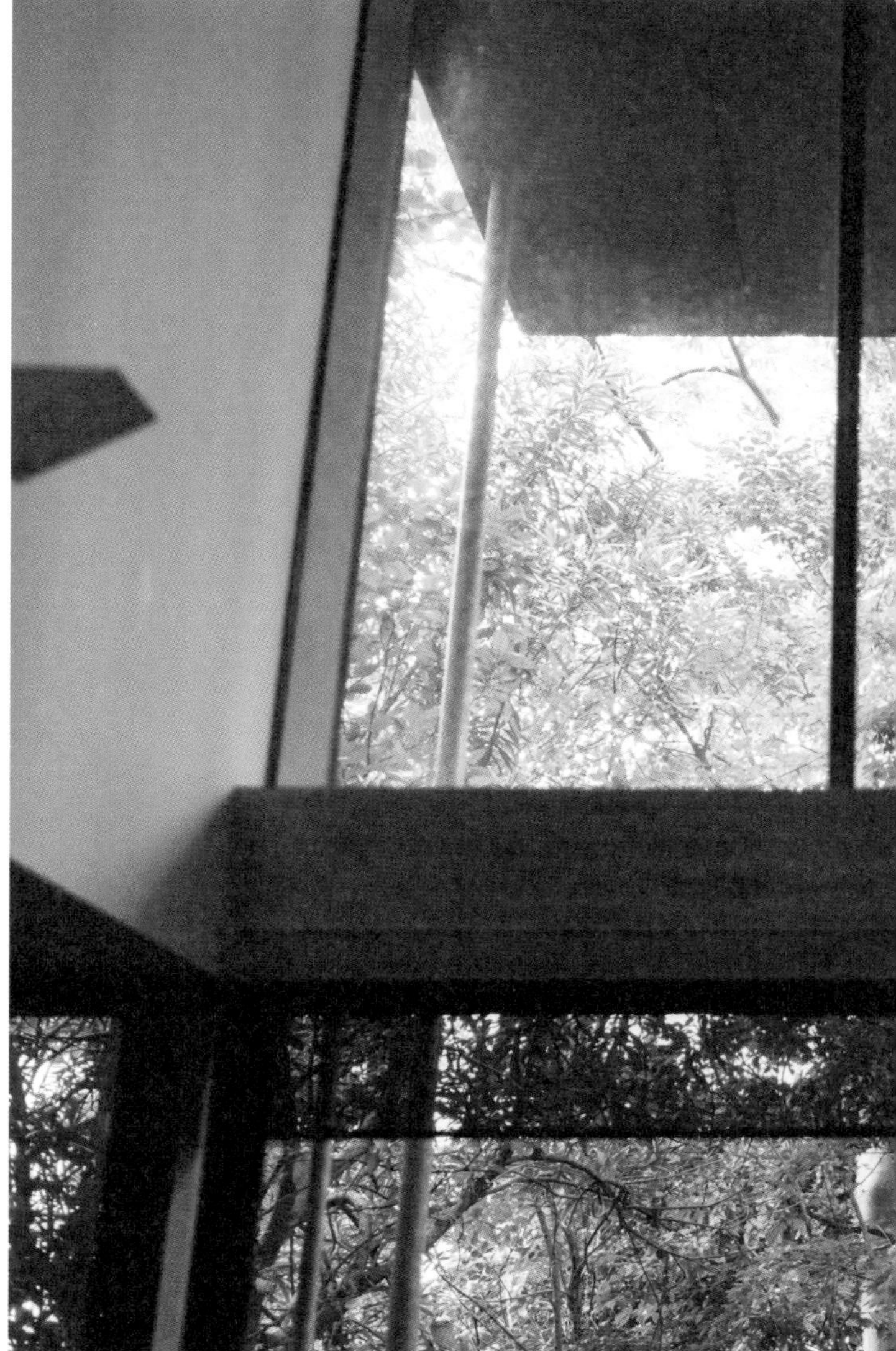

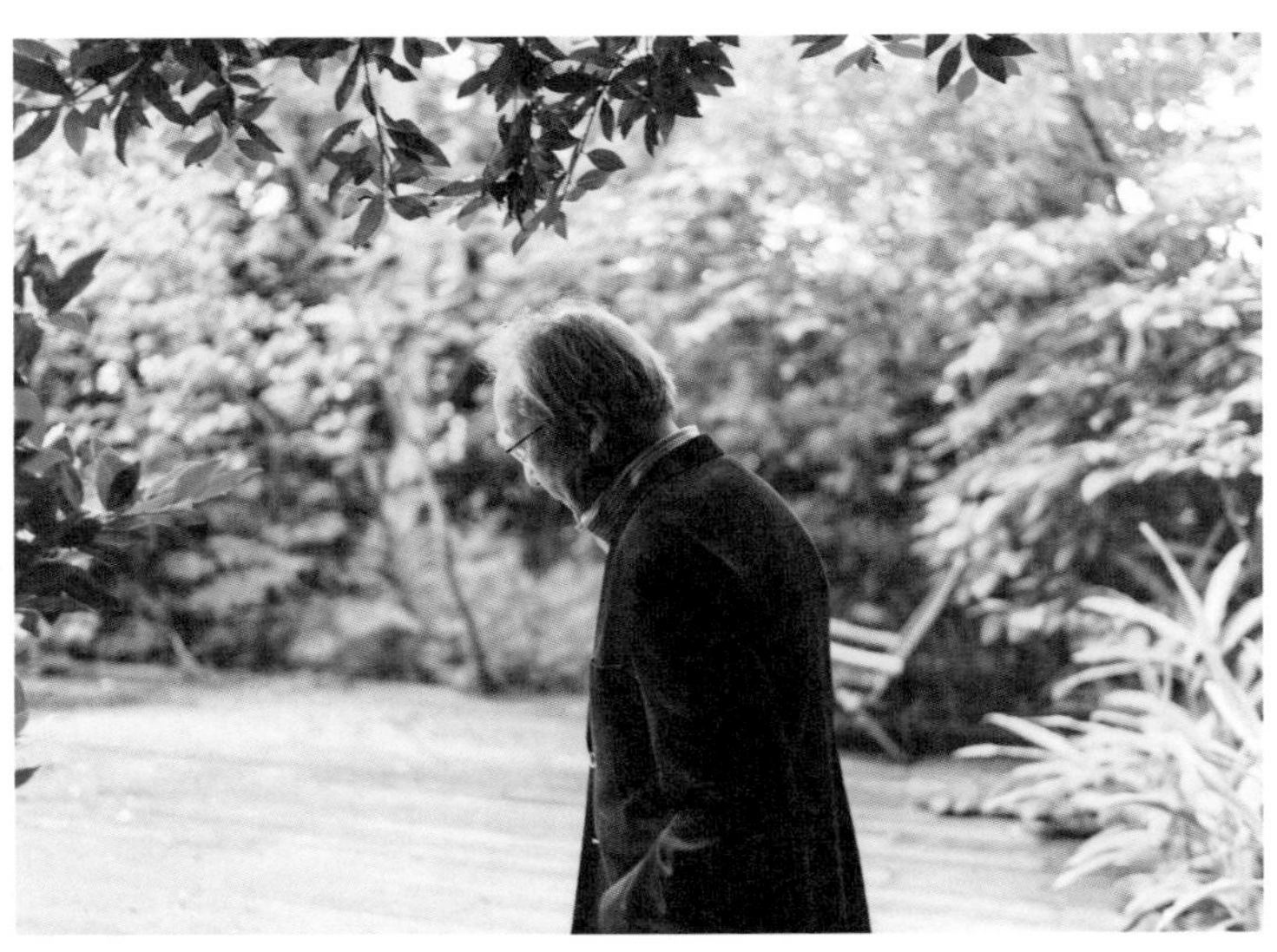

ひとり暮らしの不便はある。でも、今の家に住み続けたい

子どもの頃、家のまわりはほとんど畑でね。近所の農家の人がうちの便所に糞尿を汲みに来て、それを畑にまいていました。そういう時代だったんです。父親は画家で、ぼくはアトリエ付きの洋館で育ちました。その洋館を解体して、自分が住む家を同じ敷地に建て直したんです。

訪問診療の拠点となっている堀ノ内病院まで、この家からは片道20キロ。でも病院の近くや、単身用のマンションに引っ越そうといったことは、考えたことがありません。やっぱり自分が育った場所に愛着があるんですよね。ダイニングは大きな窓に面していて、庭が見渡せる位置がぼくの特等席。そこで毎日朝食を食べるんです。こうした景色も含めて、自分の一部。この家にいると休まります。

ひとり暮らしなので、外食以外は食事は自分で用意します。ぼくが作るのは一汁一菜のごはん。だいたい、肉類と野菜の炒めものとお味噌汁です。白米は「サトウのごはん」をレンジで温める。簡単ですからね。炊いたごはんとそう変わらないですよ。

もちろん、高齢になってそういう暮らしを続ける人ばかりではないのは知っています。叔父の森類は妻が死んだ日に、すぐ娘の家に行ったそうです。とてもこのままこの家には

いられない、と。配偶者が亡くなって、一人で暮らすのが耐えられないという人はいますよね。ぼくはそうではなかったというだけ。ぼくはできるだけ長く、この家に住み続けたいと思っています。

だからこそ、仕事は続けないといけない。ぼくは朝六時半に起き、簡単な朝食を食べ、七時半には家を出て、20キロ運転して堀ノ内病院まで行く。そうして、九時から訪問診療を始めます。そういう日が週に3、4日。80歳を超えた人がやることじゃないですよ。でもこの家を維持するには、働き続ける必要がある。

もっと体が衰えてきたら、週2日にするなど、出勤の回数を減らすんでしょうね。運転が大変なので、通勤するときは病院の近くのホテルに泊まるとか、タクシーを使うとか、そういう可能性も視野に入れている。できるだけ長く働くにはどうすればいいか、考えています。

父親の代からなので、もう90年近くこの土地に居を構えていることになります。昔からの家もこのあたりでは少なくなっています。そして残っている家には、軒並み高齢者が住んでいる。まあ、ぼくもそうですよね。介護ヘルパーなどの助けを借りていない80歳以上の独居老人は、民生委員にマークされているんです。ばたっと死んで、そのまま腐乱死体になる可能性があるから。そういうことのないように、民生委員が安否確認をしに来ます。

新聞受けに新聞がたまっている家なんか、要注意ですよ。現役で働いていても、そういう心配をされる年だということですね。

コロナでみんな「死」を身近に感じた

新型コロナウイルスの感染拡大で、自分も感染して亡くなるかもしれない、と考えました。80歳以上で、重症呼吸不全に陥ってECMOを導入した場合の生存率は約3%なんですよね。重症化リスクや死亡リスクは高齢になるほど高まるという研究結果も出ていたので、自分がかかったら死亡する可能性は高い。だから、もしものときのことを、堀ノ内病院の同僚の堀越先生に頼んでおきました。私はカトリック信者なので、神父は誰を呼んでほしいか、どこの教会で葬儀ミサを行ってほしいか、といったことも全部伝えたんです。3月にはもう、その話をしましたね。

もともと、ぼくが出勤日に堀ノ内病院に来なかったら、堀越先生から娘に電話してもらうように依頼してたんですよ。高齢者のひとり暮らしは、こうした安否確認の仕組みをつくっておくことが大事です。でも、新型コロナウイルスが原因で倒れていた場合、家族は対応できないので、堀越先生にすべてお願いすることになるのだろうな、と。そう思って、伝えておきました。

新型コロナウイルスの感染拡大は在宅療養、在宅看取りの関係者にも影響を与えています。5月10日の朝日新聞朝刊に「終末期 病院で看取れない」という見出しの記事が載っていたんです。その記事には、病院が院内感染対策で面会禁止になり、「最期に家族と手を握り合えないなんて、想像もしていなかった」と自宅退院を決めた白血病患者のケースが書かれていました。

訪問診療を担当する医師としても、入院すると面会制限により簡単に会えなくなってしまうことから、自宅療養、その先の在宅死も一つの選択肢であると説明しやすくなりました。これまでは頑なに「容態が悪化したら入院させよう」と考えていた患者の家族も、「入院のタイミングが今生の別れになり、死に際にひと目会うこともできないかもしれない」と、在宅での療養を視野に入れるようになったのです。

ぼくたちが担当していた高齢の患者さんの中にも、4月頃に緩和ケア病棟（ホスピス）への入院を検討したものの、そこが面会制限をしているということを知り、家族で話し合った結果とりやめたケースがあります。介護を担当していた妻には認知の衰えがあったのですが、担当ケアマネージャーと連携して介護体制を手厚くすることで、自宅療養を継続しました。この患者さんは5月下旬に、家族のいる自宅で静かに亡くなりました。

今回の件で、たくさんの人が死を身近に感じたのでしょう。3月、4月には有名人が新型コロナウイルスによる肺炎で亡くなり、5月には28歳の若い力士も亡くなりました。お金があっても、若くても、感染したら死亡する可能性がある。そうしたニュースに触れることが、自分や家族の死を想像するきっかけになったのだと思います。

これまでは、がんの末期など余命が少ないとわかっていても、最後まで治療を続けるために入院するのが当たり前でした。ぼくは2005年から訪問診療を始めて、折に触れて在宅死について発信を続けてきました。それでも、厚生労働省の人口動態統計によると、2010年の死亡の場所別に見た割合では病院・診療所が80・3パーセント、2017年でも74・8パーセントでした。自宅での死亡は2010年が12・6パーセントで、2017年が13・2パーセント。少しずつ増えているとはいえ、1パーセントも増えていないのです。ほとんど変わらなかったこの傾向が、もしかしたら新型コロナウイルスの影響で変わるかもしれない、と考えています。先述の記事は象徴的な例です。これからパラダイムシフトが起きるかもしれません。

まあ、これ以上自宅療養、在宅看取りを望む人が増えると、我々が過労で倒れてしまうかもしれませんけどね。ほとんどの人が病院死を望むなかで、ごく一部の患者さんを担当していてもいっぱいいっぱいなわけですから。

在宅医療の現実と、カトリック女子大学寮の悔恨

現実的な話をすると、自宅療養、在宅看取りも財力によって格差が生じます。施設に入らないから安くすむ、ということではありません。例えば、患者の希望を優先して、自力でトイレに行けないけれどおむつはしないと決めたとする。すると、夜間のトイレに付き添う人が必要になります。家族がその役目を担おうとすると、負担が大きい。でも、泊まり込みのヘルパーを雇うとなると、保険適用外になってお金がかかる。そのお金を出せる人と出せない人で、生活のクオリティが変わってくるわけです。

厚生労働省は在宅医療を推進するため、２００６年に「在宅時医学総合管理料」を創設しました。訪問診療につく診療報酬で、月２回以上の訪問診療で算定されます。それまでの在宅時医学総合管理料は週１回以上の訪問でないと算定されなかったので、これでも条

件となる回数は少なくなったのです。

この訪問診療で、患者さんは1回4000円を払います。月2回（厚労省指針）だと、月8000円払うことになる。正直なところ、高血圧のほか、特に疾患のない患者さんの家に、月2回行ったってあまり意味がない。月8000円の負担を重く感じて「先生、あんまり来ないでください」と言う患者さんもいる。だから、ぼくらは月1の訪問にしていたんです。それで十分でした。

ところが、今回の新型コロナウイルスの感染拡大で思わぬ影響がありました。対面診療での感染リスクを鑑みて、電話診療でも在宅時医学総合管理料と同じ診療報酬を算定する、ということが決まったのです。でも、月2回以上行っていない場合は算定しない、とのこと。我々は電話診療では、診療報酬がもらえません。改めて「月8000円も払えない」という患者さんの存在が、社会的に認識されていないのだと感じました。

この件でぼくはあるカトリックの女子大学寮で起こった出来事について思い出しました。その大学寮は、門限に遅れるとペナルティを課せられます。ある日、二人の学生が外出し、片方が体調不良で動けなくなってしまった。そして、二人とも門限に遅れてしまった。体調不良を起こした本人は、ペナルティを受けました。体調不良なんだから免除してあげればいいのに、という考えもあると思いますが、それはとりあえずおいておきます。

この話のポイントは、介抱して遅れたもう一人にもペナルティが与えられたということ。これは、一般社会の考え方だと理不尽に感じられますよね。じゃあ、見捨てて一人で帰ればよかったのか？　そんなわけありません。もう片方の学生は、自分の咎ではないことで罰を受ける羽目になってしまった。シスターは「損をしても人に親切にするということは、こういうことである、損はきれいごとでなく、本当に損であること、だからこそ親切が本物になるのだ」ということを学生に教えたかったようです。

親の死に目に会えないことは親不孝ではない

ぼくが在宅看取りをやっているからというわけではないのですが、両親はどちらも自宅で亡くなりました。母親は医者を毛嫌いしており、ぼくを見ても「医者は嫌だ」というので、あまり実家に寄り付かないようにしていました。ぼくは息子というより「医者」だと思われていたんですね。

でも最後の最後に、母は「武ちゃん（堀ノ内病院理事長の小島武）のところだったら行く」

と言いました。小島は親の代からつながりがあったので、安心感があったのかもしれません。そして、小島が迎えに来る予定だった当日の朝に亡くなっていました。だから、最後まで自宅にいたんです。

父は母より4ヶ月長生きしたので、その間ひとり暮らしをしていました。昼間は娘、つまりぼくの姉が自分の家に連れて行き、寝るときは自分の家に帰る。そういう生活をおくっていたのですが、ある朝、姉が迎えに行くと部屋で倒れていた。それですぐに病院に運び、そのまま亡くなりました。96歳でした。

どちらもぼくは死の瞬間に立ち会っていません。親も特に、立ち会ってほしいと思っていなかったのではないでしょうか。ぼく自身、子どもに看取ってもらいたいと思いません。「親の死に目に会えないかもしれない」と心配している人がたまにいますが、親の気持ちも確認しないでナンセンスなことだ、と思います。一度、死ぬときにそばにいてほしいか、親に確認してみたらいいのに。

親のほうがよっぽど死を意識しているでしょうから、自分が口をパクパクさせて下顎呼吸しているところを見てほしいかどうか、より現実的に想像できると思うんですよね。意外と、子どもにそういう姿を見せたくない人は多いですよ。「死に目に会えないのは親不孝者」といった考えは思考停止の一つです。

一方で、親も「子どもの世話にはなりたくない」「迷惑をかけたくない」なんて言って看取りを拒否するのは、これまた思考の画一化です。生きている限り、何かしらの迷惑を人にかけているものですから、終末期だけそれを気にするのはおかしい。

もちろん子どもに看取られたいという方もいるでしょう。それは、家族ごとに歴史があり、それぞれの事情があるものです。他所の人が口を出す権利はありません。例えば、女手一つで息子を育て、90歳を超えた今でも父親の顔を見せてあげられなかったことを後悔している母親。母に恩義を感じ、最期まで面倒をみると心に決めている息子。そんな、一心同体のような親子を担当したことがあります。そういう親子に対しては、どんなに母親が苦しそうでも、息子が最期までそばにいてあげられるようサポートします。

朝日新聞の記事にあった「最期に家族と手を握り合えないなんて」というのも、人それぞれです。死の瞬間に家族に手を握られなかったからといって、不幸な最期になるわけではない。むしろ、死にゆく人にとってはそんなに重要なことではないでしょう。でも、生きている人の心の区切りとして、そういった行為が意味を持つことはあります。

ぼくも、在宅看取りで家族に手を握らせたことは何度もありますよ。到着したときすでに患者さんは死亡していたけれど、布団の中に奥さんを入れてあげて「今から死ぬから、手を握っててやんな」と言ったこともあります。その奥さんは認知症の症状が出ていて、事態がよくわかっていないようでした。おそらく、患者さんは前の晩に亡くなっていたんじゃないかな。でも、いいんです。手を握って看取ったという感覚、それで奥さんのなかでは決着がつくんですから。

家族の死には必ず後悔がつきまとう

親の死に目に立ち会う気がなかったと言うと、感傷的な人間ではないと思われることがあります。でも、その一点をとって、感傷的かどうかは判断できないですよね。ぼくがすべてを話しているわけではないのだから。ぼくはドキュメンタリーの撮影をしている期間に、妻を亡くしました。もしかしたら、今でも寝る前に妻の写真を見て泣いているかもしれません。そんなことはせず、ぐうぐう寝ているかもしれない。どちらなのかは本人しか知らない。人間ってそういうものですよ。

泣いているかどうかは置いておくとして、妻とは連れ添って50年以上経ち、金婚旅行もやりました。ここから何十年も生きたとして妻とぼくが幸せだったか、正直わかりません。妻の死は、必然でしたよ。

仕事柄、配偶者の体が不自由になったり、認知症になったりして、介護を一手に引き受けている人を山のように見てきました。ある人は、奥さんが一人でお手洗いに行くことができず、手前でぜんぶ出してしまう。それを人に言うのが恥ずかしいから、一人で始末して介護をしていたそうです。「恥ずかしいから」と、外部に助けを求めない人はけっこう多いんです。

介護をしていたご主人は自分のことを健康だと思っていたけれど、ある時庭の畑で倒れ、検査したらがんの末期だった。ぼくとしては、最期は自宅で二人で暮らすのが幸せだと思ってあれこれ調整しましたが、退院は実現しませんでしたね。そういうことばかりです。妻もここから10年、20年と生きたら、それはそれでいろいろ大変だっただろうなと思います。そう思うことで、自分を納得させているのかもしれませんけどね。

妻はうちで看取りました。妻もそれを望んだし。やっぱり、我々二人の場合は在宅看取りがよかった。でも、満足する看取りができたかというと、それはまた別の話です。妻がどう思っていたか、もう聞くことはできないし。

看護師から僧侶になった玉置妙憂さんと対談したとき、彼女が「平穏な死はない」「どんなことをしても、残されたものは後悔する」と言ったんです。これは至言だと思います。患者本人の希望で退院し、自宅で倒れて亡くなったものの、娘さんはそれについて「母を見殺しにした」と自責の念に駆られたケースもあります。娘さんはそのあと、うつ病になって通院していました。

本人の希望を叶えても、叶えられなくても、残された家族は何かしら後悔するんです。ああしてあげればよかった、こうしてあげればよかった、と思い続ける。それは仕方のないことで、時間をかけて納得していくしかないんでしょうね。

本書は、「いつか来る死を考える。」(「ほぼ日」2019年9月掲載）に、2回の語り下ろし対談と著者それぞれへのインタビューをまとめたものです。

本書の中でも紹介されている小堀鷗一郎医師と医療チームに密着したドキュメンタリー映画「人生をしまう時間」自主上映会の申し込み＆問い合わせ先はこちらです。

合同会社 東風 上映会係
〒 160-0022
東京都新宿区新宿5丁目4-1
新宿Qフラットビル306号室
info@tongpoo-films.jp

糸井重里（いとい・しげさと）

1948年群馬県生まれ。株式会社ほぼ日代表取締役社長。71年にコピーライターとしてデビュー。「不思議、大好き。」「おいしい生活。」などの広告で一躍有名に。また、作詞、文筆、ゲーム制作など幅広い分野で活躍。98年にウェブサイト「ほぼ日刊イトイ新聞」を立ち上げてからは、同サイトでの活動に全力を傾けている。近著に『かならず先に好きになるどうぶつ。』『みっつめのボールのようなことば。』『他人だったのに。』（ほぼ日）などがある。聞き手・川島蓉子さんによる『すいません、ほぼ日の経営。』（日経BP）では「ほぼ日」の経営について明かしている。

小堀鷗一郎（こぼり・おういちろう）

1938年東京生まれ。東京大学医学部医学科卒業。医学博士。東京大学医学部付属病院第一外科、国立国際医療センター（現国立国際医療研究センター）に外科医として勤務。定年退職後、埼玉県新座市の堀ノ内病院に赴任。訪問診療医として400人以上の看取りに関わる。著書に『死を生きた人びと 訪問診療医と355人の患者』（みすず書房）、『死を受け入れること——生と死をめぐる対話』（養老孟司さんとの共著、祥伝社）がある。訪問診療の活動を追ったドキュメンタリー映画『人生をしまう時間（とき）』（2019年公開）も話題となる。母は小堀杏奴。祖父は森鷗外。

いつか来る死

2020年11月12日　第1刷発行
2021年 3 月15日　第2刷発行

著　者　　糸井重里　小堀鷗一郎

発行者　　鉄尾周一
発行所　　株式会社マガジンハウス
〒104-8003　東京都中央区銀座3-13-10
書籍編集部　☎03-3545-7030
受注センター　☎049-275-1811
印刷・製本所　凸版印刷株式会社

撮影　幡野広志
装幀　名久井直子
構成　崎谷実穂
協力　ほぼ日
小池花恵（and recipe）

ISBN978-4-8387-3126-8 C0095